Differentialdiagnose ***Schwindel***

Springer
Berlin
Heidelberg
New York
Barcelona
Budapest
Hongkong
London
Mailand
Paris
Santa Clara
Singapur
Tokio

W. Stoll (Hrsg.)

Differentialdiagnose
Schwindel

Mit 68 zum Teil farbigen Abbildungen
und 16 Tabellen

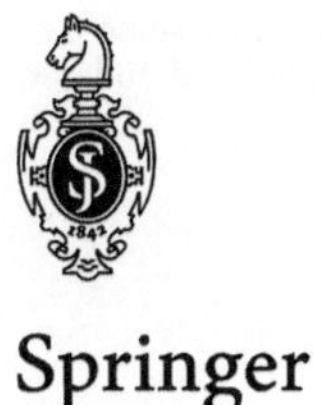

Springer

Professor Dr. med. W. STOLL
Klinik und Poliklinik
für Hals-, Nasen- und Ohrenheilkunde
Kardinal-von-Galen-Ring 10
D-48129 Münster

ISBN-13:978-3-540-64188-9

Die Deutsche Bibliothek – CIP-Einheitsaufnahme
Differentialdiagnose Schwindel / Hrsg.: Wolfgang Stoll. – Berlin; Heidelberg; New York; Barcelona; Budapest; Hongkong; London; Mailand; Paris; Santa Clara; Singapur; Tokio: Springer, 1998
ISBN-13:978-3-540-64188-9 e-ISBN-13:978-3-642-72172-4
DOI: 10.1007/978-3-642-72172-4

Umschlaggestaltung: Design & Production GmbH, Heidelberg
Satz: K+V Fotosatz GmbH, Beerfelden

SPIN 10652948 18/3137-5 4 3 2 1 0 – Gedruckt auf säurefreiem Papier

Vorwort

Der Gedankenaustausch in Budapest (1993) unter dem Leitmotiv „Diagnose und Therapie des Schwindels“ hat bei den Workshop-Teilnehmern und bei den Lesern des gleichnamigen Buches einen überaus positiven Eindruck hinterlassen.

Die weitreichende Resonanz und die erfreulichen Erfahrungen waren für die Firma Promonta Lundbeck und mich Anlaß, zu einem erneuten Workshop einzuladen. Die in Rom durchgeführte Arbeitstagung trug den Titel „Differentialdiagnose Schwindel“.

Im Expertenkreis wurde das breite Spektrum der Differentialdiagnose geöffnet und insbesondere durch sozialpolitische und psychosoziale Aspekte ergänzt.

In den sehr lesenswerten Beiträgen haben die Autoren keine Mühe gescheut, aktuelles und historisches Wissen auszugraben und zu analysieren.

Unter dem an die römische Geschichte anlehnenden Leitsatz

Ceterum censeo, vertiginem esse sanandam

wurde eine interdisziplinäre Analyse vorgestellt, die einem großen Leserkreis zugänglich sein dürfte, da der fachübergreifende Konsens wesentlicher Bestandteil der Tagung war.

Für die großzügige Unterstützung der Firma Promonta Lundbeck für die Durchführung dieses Projektes bedanken sich meine Gäste und ich sehr herzlich.

Münster, im Januar 1998 WOLFGANG STOLL

Inhaltsverzeichnis

Autorenverzeichnis

BELEITES, E., Prof. Dr.,
Direktor der Klinik und Poliklinik für Hals-, Nasen-, Ohrenkrankheiten der Friedrich-Schiller-Universität Jena, Lessingstraße 2, D-07743 Jena

DELANK, H.W., Prof. Dr.,
Dahlhauser Straße 77a,
D-45529 Hattingen

GRENZEBACH, U.H., Dr.,
Klinik und Poliklinik für Augenheilkunde der Westf. Wilhelms-Universität Münster, Domagkstraße 15, D-48149 Münster

HAID, C.-T., Prof. Dr.,
Chefarzt der Abteilung für Hals-Nasen-Ohrenchirurgie, Euro-Med-Clinic, Europa-Allee 1, D-90763 Fürth

HAMANN, K.-F., Prof. Dr.,
Klinik und Poliklinik für Hals-, Nasen- und Ohrenheilkunde der Technischen Universität München, Klinikum rechts der Isar, Ismaninger Straße 22, D-81675 München

HOFFERBERTH, B., Prof. Dr.,
Chefarzt der Abteilung für Neurologie und Klinische Neurophysiologie, Krankenhaus Lindenbrunn, Lindenbrunn 1, D-31863 Coppenbrügge

HÜTTENBRINK, K.B., Prof. Dr.,
Direktor der Klinik und Poliklinik für Hals-, Nasen- und Ohrenheilkunde, Klinikum Carl Gustav Carus der Technischen Universität Dresden, Fetscherstraße 74, D-01307 Dresden

HUSTERT, B., Dr.,
Klinik und Poliklinik für Hals-, Nasen- und Ohrenheilkunde der Westf. Wilhelms-Universität Münster, Kardinal-von-Galen-Ring 10, D-48149 Münster

MOST, E., Prof. Dr.,
Chefarzt der Medizinischen Klinik St.-Vincenz-Krankenhaus, Am Busdorf 2–4 a, D-33098 Paderborn

NIESCHALK, M., Dr.,
Klinik und Poliklinik für Hals-, Nasen- und Ohrenheilkunde der Westf. Wilhelms-Universität Münster, Kardinal-von-Galen-Ring 10, D-48149 Münster

RUDOLF, G.A.E., Prof. Dr.,
Klinik und Poliklinik für Psychiatrie der Westf. Wilhelms-Universität Münster, Albert-Schweitzer-Straße 11, D-48149 Münster

SCHMÄL, F., Dr.,
Klinik und Poliklinik für Hals-, Nasen- und Ohrenheilkunde der Westf. Wilhelms-Universität Münster, Kardinal-von-Galen-Ring 10, D-48149 Münster

STOLL, W., Prof. Dr.,
Direktor der Klinik und Poliklinik für Hals-, Nasen- und Ohrenheilkunde der Westf. Wilhelms-Universität Münster, Kardinal-von-Galen-Ring 10, D-48149 Münster

WESTHOFEN, M., Prof. Dr.,
Direktor der Klinik und Poliklinik für Hals-, Nasen- und Ohrenheilkunde, Universitätsklinikum der RWTH Aachen, Pauwelstraße 30, D-52057 Aachen

Gesellschaftspolitische Überlegungen zum Thema „Schwindel“

E. Beleites

KAPITEL 1

Gesellschaftspolitische Überlegungen zum Thema „Schwindel"

E. Beleites

1.1 Einleitung

Eine Wechselwirkung zwischen Gesellschaftspolitik und Krankheiten ist hinlänglich bekannt. Es sei nur an die großen Seuchen und Volkskrankheiten erinnert. Sie haben erheblichen Einfluß u. a. auf die Populationsdichte, das Sozialverhalten oder auf Forschungsaktivitäten genommen. So ist z. B. der Entschluß, zentrale Wasserleitungen zu bauen, unmittelbar Folge der Cholera gewesen. Auch die heißen politischen Debatten, die es um die Einführung der Impfpflicht im letzten Jahrhundert gegeben hat, sprechen ebenfalls für die enge Beziehung zwischen Gesellschaftspolitik und Krankheit. In unserer Zeit ist der Zusammenhang zwischen Medizin und politischen Entscheidungen noch gewachsen. Es vergeht keine Woche, in der nicht mehrere Fernsehsendungen und Tageszeitungen über gesellschaftspolitische Entscheidungen im Zusammenhang mit Medizinentwicklung berichten.

Schwindel, das zweithäufigste Symptom in allgemeinmedizinischen Praxen

Da über Schwindelbeschwerden sehr oft geklagt wird – es soll sich um das zweithäufigste Symptom in allgemeinmedizinischen Praxen handeln [9] – und sich außerdem hinter dem Begriff „Schwindel" nicht nur objektivierbare Gleichgewichtsstörungen und subjektive, kaum meßbare Sinnestäuschungen, sondern zusätzlich soziale Tatbestände verbergen, nimmt es nicht Wunder, daß solch ein Begriff zum Nachdenken über Zusammenhänge zwischen Gesellschaftspolitik und Medizinentwicklung veranlaßt.

Obgleich die Beziehung nicht so offenkundig ist wie bei den großen Volkskrankheiten, hat das unscharf definierte Symptom „Schwindel" doch in vergangener Zeit ebenso wie noch heute einerseits gesellschaftspolitischen Einfluß, andererseits wird Forschung, Diagnostik und Therapie dieses Krankheitszeichens zweifelsfrei stark durch gesellschaftliche Verhältnisse geprägt.

1.2 Das Symptom „Schwindel" – historischer Überblick

Ausdruck einer Nervenkrankheit

Das Symptom „Schwindel" ist seit den Anfängen der Heilkunde bekannt, konnte aber bis in das 19. Jahrhundert hinein noch keinem Sinnesorgan zugeordnet werden, so daß man es als Ausdruck einer Nervenkrankheit ansah. Die gesellschaftspolitische Bedeutung von Nervenkrankheiten ist vielfach beschrieben worden. So haben z. B. bedeutende Staatsmänner und auch Religionsstifter wie Pharao Amenophis IV., Pythagoras, Cäsar, Paulus, Mohammed, Ludwig XII., Pius IX. möglicherweise insbesondere infolge ihrer Epilepsie weitreichende gesellschaftspolitische Entscheidungen getroffen. Cäsar gewann 46 v. Chr. bei Thapsus die für seine Karriere und für den Aufbau des römischen Imperiums entscheidende Schlacht gegen Cato, Scipio und König Juba vielleicht auf Grund seiner unmittelbar vor Beginn der Schlacht erlebten epileptischen Aura [18]. Seitens des Schwindels sind solche Einflüsse kaum bekannt geworden. Zwar hatte Luther – wie wir seit den historischen Betrachtungen von Herrn Feldmann wissen – einen Morbus Menière gehabt und glaubte bei jedem Anfall erneut, daß wieder einmal der leibhaftige Satan in ihn gefahren sei [8]. Doch hat es sicher keinen großen Einfluß auf die Weltgeschichte gehabt, wenn er wegen eines solchen Anfalls 1527 eine Pre-

Berufsspezifische Schwindelerkrankungen als Folge von Schwermetallvergiftungen

digt abbrechen mußte. Ein gewisser gesellschaftspolitischer Einfluß des Schwindels wird in der 1718 erschienenen Veröffentlichung von B. Ramazzini mit dem Titel „Untersuchung von den Krankheiten der Künstler und Handwerker“ [16] deutlich. Es wurden darin bereits berufsspezifische Schwindelerkrankungen beschrieben – meist als Folge von Schwermetallvergiftungen. So wird z. B. von Schwindel bei Ärzten, die die Lues mit Quecksilber therapierten, berichtet, „*daß auch einen solchen Schmier-Arzt bey Salbung eines Französichten Patienten ein starker und anhaltender Schwindel befallen, erzehlet Frambesarius.*“ Der berühmte Chirurgicus und Anatomicus Fallopius wird in gleichnamigem Buch beschuldigt, „*mit Curirung der Franzosen durch diese Salben mehr denn 50000 Ducaten erworben*“ zu haben. „*Er habe viel besser als die Alchymisten durch eine warhaffte Verwandlung den Mercurium in Gold verwandeln können*“ [16].

Ursache im widernatürlichen Zustand der Seele

Zustand der Verwirrung

1791 hat der jüdische Arzt und Philosoph, Markus Herz [11], in seiner umfangreichen Arbeit „Versuch über den Schwindel“ festgestellt, „*daß das Wesen des Schwindels auch nicht ausreichend geklärt sei und daß unter den Krankheiten, die in Körper und in der Seele zugleich ihre Quelle haben, der Schwindel eine vorzügliche Stelle einnimmt. Sehr oft macht er eine eigene Krankheit für sich aus; er erscheint aber auch häufig als Symptom bey verschiedenen anderen Krankheiten. Bisweilen ist er idiopathisch im Gehirne; nicht selten aber hat er auch seine wirkende Ursache bloß in dem widernatürlichen Zustande der Seele.*“ Markus Herz also zählt den Schwindel zu den häufigsten Nervenkrankheiten und meint, „*daß eine zu schnelle Folge von Eindrücken auf den Geist die Nervenflüssigkeit in zu große Bewegung versetze und dadurch Schwindel auslöse.*“ Er schreibt in seinem Werk: „*Wir können also, um eine genaue Erklärung von Schwindel zu geben, sagen, er ist derjenige Zustand der Verwirrung, in welchem die Seele sich wegen der zu schnellen Folge ihrer Vorstellungen befindet.*“ Trotz dieser nebulösen Vorstellung von der Schwindelgenese versucht er eine systematische Einteilung des Schwindels nach diversen Ursachen und Kurarten. So werden von ihm immerhin 12 verschiedene Schwindelarten beschrieben. Dazu gehören:

Vertigo traumatica (Folge aller äußeren und inneren Verletzungen),
Vertigo plethorica (die Vollblütigkeit sei die häufigste Ursache),
Vertigo ab inanitione (Folge plötzlicher Entleerung des Gehirns),
Vertigo stomachica (welcher als zweithäufigster Schwindel angesehen wird und durch gastrische Kennzeichen wie Ekel oder Erbrechen zu diagnostizieren ist. Es wird in diesem Zusammenhang von einem Frauenzimmer berichtet, „*welches sehr von Säure im Magen beschwert wurde, wenn dieselbe stärker als gewöhnlich war, alle Sachen undeutlich und wie mit einem dicken Rauch oder Nebel bedeckt sah, und von diesem Zufalle nicht eher befreyet wurde, als bis Kreide, Krebsaugen, Kalkwasser, Magnesia, Brech- und bittere Mittel die Säure in seinem Magen meistens gedämpft hatten*“).

Vertigo verminosa (der mit Antiwurmmittel zu behandeln sei),
Vertigo ab acrimonia (der mit einer Schärfe der Säfte einhergeht und seinerseits nochmal als **Vertigo catarrhalis, Vertigo rheumatica, Vertigo arthritica** oder **Vertigo a scabie retropulsa** differenziert wird).
Vertigo hypochondrica und **Vertigo a causa psychica**, zu letzterem gehört auch der **Vertigo accidentalis**, der seinen Grund in unmäßigen Geistesanstrengungen habe.

Trotz dieser vielen Schwindelarten kennt M. Herz (1791) unter den innerlichen empirischen Mitteln gegen den Schwindel keine besseren als den Baldrian und den Pyrmonter Brunnen.

Pyrmont, Karlsbad und Marienbad

Die berühmten Bäder Pyrmont, Karlsbad und Marienbad haben sicher durch die Empfehlungen für die sehr häufig diagnostizierten Schwindelerkrankungen großen Zulauf erhalten. Schwindel hat hier gesellschaftspolitisch gewirkt, indem er zum Ausbau dieser Bäder beigetragen hat.

Der Schwindel hat zum Ausbau dieser Bäder beigetragen

Johann Purkinje, der selbst in seiner Jugend an einer Epilepsie litt und die Aura mit folgenden Worten beschrieb: *„Es erschien mir ein unermeßliches, wirbelndes Feuermeer, in das ich in immer schnellerer Drehung hineingerissen wurde, wogegen ich mich mit allen Kräften sträubte, bis ich das Bewußtsein verlor"* [18], hat 30 Jahre nach der Veröffentlichung von Markus Herz, vielleicht auch als Folge seiner Jugenderinnerungen, sich sehr intensiv mit dem Schwindel beschäftigt und mit seiner 1820 in Wien erschienenen berühmten Arbeit „Beyträge zur näheren Kenntnis des Schwindels aus heautognostischen Daten" [15] den sogenannten „Raumschwindel" systematisiert und auf Grund exakter Selbstbeobachtung bestimmten Bewegungsabläufen zugeordnet, und das, obgleich ihm noch immer kein eigentliches Sinnesorgan für die Raumorientierung bekannt war. Die bereits entdeckten Labyrinthstrukturen wurden damals noch ausschließlich dem Hören zugeordnet. Purkinje mahnt 1820 objektivierbare Schwindeluntersuchungen an und klagt darüber, daß Dichter, Historiker und Philosophen in der Vergangenheit die Gedankenwelt zu grell von der Sinneswelt getrennt hätten. Ihm scheint es angezeigt zu sein, die Gedankenwelt der Sinneswelt wieder zu nähern und zu zeigen, wie die Gedankenwelt von der Sinneswelt umschlossen und von ihr getragen wird. In seiner bahnbrechenden Arbeit unterscheidet er 2 große Gruppen des Schwindels, nämlich den Raumschwindel und den Zeitschwindel. Jeder Gruppe ordnet er mehrere Arten unter.

Raumschwindel

Zeitschwindel

Zu dem Raumschwindel rechnet er den Bewegungsschwindel, dem er in seinen Versuchen breiten Raum einräumt, den Schwindel durch Galvanismus, den Schwindel durch Unterdrückung des Blutumlaufs, den Höhenschwindel, den Schwindel durch Narkotika und andere Gifte.

Bei der Beschreibung des Zeitschwindels bezieht er sich auf die Definition von Markus Herz, welcher zufolge der Schwindel derjenige Zustand der Verwirrung ist, in welchem die Seele sich wegen der zu schnellen Folge ihrer Vorstellungen befindet. Dem Zeitschwindel werden die Termini wie Gedankenschwindel, Desorientierung, Ohnmacht, Berauschung, Wahnsinn, Verwirrung zugeordnet. In dem Krankheitsbegriff „Schwindel" wurden also viele unterschiedliche und nur sehr ungenau definierte Befindlichkeitsstörungen zusammengefaßt.

Befindlichkeitsstörung

Nicht nur in der Humanmedizin, sondern auch in der Veterinärmedizin spielte im 19. Jahrhundert der Schwindel und seine Differentialdiagnose eine große Rolle. So beschreibt z. B. das Encyclopädische Wörterbuch der medicinischen Wissenschaften 1843 [3] sehr ausführlich den Schwindel bei Tieren: *„... Schwindel, (thierärztlich), Vertigo, kommt bei allen Hausthieren vor, am häufigsten bei dem Pferde ...*

Vertigo kommt bei allen Haustieren vor

... Er steht in keinem Zusammenhange mit dem Koller ... Der Schwindel tritt bei Pferden entweder als eine selbständige Nervenaffection oder als eine symptomatische Erscheinung auf ... Pferde, die am idiopathischen Schwindel leiden, sind in der Regel außer dem Anfalle völlig gesunde Thiere. ... Waren die Pferde im Laufen, so stehen sie nun von selbst still, taumeln etwas zur Seite, stellen die Füße breit auseinander, legen sich gegen die Deichsel oder gegen das etwa neben ihnen stehende Pferd, drängen nach rückwärts, und, wenn der Anfall heftig ist, stürzen sie wohl gänzlich nieder ... Ein leichter Anfall dauert zuweilen nur eine halbe Minute, ein heftiger aber gewöhnlich gegen 5 Minuten ... Die Anfälle treten gewöhnlich während des Gebrauchs der Pferde im Freien, selten beim ruhigen Stehen derselben im Stalle ein. Ihre Wiederkehr ist sehr unregelmäßig ... Das Uebel findet sich am häufigsten bei Wagenpferden, namentlich bei solchen, die schnell laufen müssen, wie z. B. herrschaftliche Kutschpferde ... Die Ursachen des Schwindels sind nur zum Theil bekannt.

Reizung der Augen durch andauernde Einwirkung des Sonnenlichtes

Reizung der Augen durch andauernde Einwirkung des Sonnenlichtes auf die Augen, so wie durch grelle und oft wiederholte Abwechslung zwischen Licht und Dunkelheit, wie dies z. B. der Fall ist beim Fahren auf Chausséen, die mit Bäumen bepflanzt sind, und zu einer Zeit, wo die Sonne zwischen die letzteren hindurch scheint, u. dergl. ... Bei der Section solcher Pferde ergab sich eine Ueberfüllung und Ausdehnung der Gefäße in der weichen Hirnhaut, ... An den Augen, den Sehnerven und deren Ursprungsorte war nichts Abnormes zu entdecken. ... wo Anfälle oft wiederkehren, ist der Gebrauch der Pferde höchst unsicher und oft mit Gefahr verbunden, besonders in engen Straßen, auf schmalen und hohen Dämmen ... .“

Im Gegensatz dazu findet man verwunderlicherweise in einschlägigen Pferdebüchern aus diesem Jahrhundert über Schwindel oder Vertigo keinerlei Notiz mehr. So findet man in dem „Handbuch für Pferdekrankheiten“ von 1982 [5] zwar Nervenkrankheiten und Ohrerkrankungen gesondert beschrieben, Schwindel wird dabei aber überhaupt nicht mehr erwähnt. Er scheint nicht mehr vorzukommen. Das ist sicher nicht allein dadurch zu erklären, daß heutzutage – wegen des Fehlens von Chausseebäumen und Kutschpferden – der optokinetisch ausgelöste Schwindel weniger geworden sein dürfte. Weshalb sollte es die vor ca. 150 Jahren beschriebenen menièriformen Anfälle nicht mehr geben? Die Pferdemedizin ist auf vielen Gebieten so stark weiter entwickelt, daß die Humanmedizin kaum mithalten kann. Nur der Schwindel ist völlig in Vergessenheit geraten – das ist merkwürdig.

Bewegungsabläufe bei Tauben mit zerstörten Bogengängen führten zu der Erkenntnis, daß in den Bogengängen das Sinnesorgan für das Gleichgewicht lokalisiert ist

Erst in der 2. Hälfte des 19. Jahrhunderts war die Zeit für exakte Analysen und Abklärung von Zusammenhängen zwischen Bewegungsabläufen und den durch sie induzierten Symptomen reif. Einerseits führte die mathematisch-naturwissenschaftliche Ausbildung der Mediziner – seit 1852 haben Medizinstudenten statt eines Philosophikums ein Physikum abzulegen – zu differenzierten Untersuchungstechniken. Durch solche Ausbildung wurde z. B. Friedrich Goltz (1834–1902) zu seinen reproduzierbaren physiologischen Experimenten angeregt und befähigt. Als chirurgischer Assistent in Königsberg untersuchte er aus rein privatem Interesse in seinem häuslichen Wohnzimmer die Bewegungsabläufe bei Tauben, denen er zuvor die Bogengänge zerstört hatte und zog aus diesen Beobachtungen die Schlußfolgerung, daß es ein eigenes Sinnesorgan für das Gleichgewicht geben muß und dieses in den Bogengängen lokalisiert sei [7]. Andererseits nahm auch der rasche technische Fortschritt mit seinen neuen Möglichkeiten des Messens von Qualität und Quantität der Bewegungsabläufe deutlichen Einfluß auf die Differentialdiagnose von Gleichgewichtsstörungen und auf die Zahl von Erklärungsversuchen für die bewegungsbedingten Krankheitssymptome. So wurde u. a. bei Einführung der Eisenbahn noch heftig vor der krankmachenden schnellen Geschwindigkeit gewarnt. Erst nach Erfindung von Auto und Flugzeug verlor man die Angst vor Beschleunigung und Geschwindigkeit. Es konnte dann nicht mehr schnell genug gehen. Mit Einführen des Fliegens stand zusätzlich ein neuer Freiheitsgrad im Bereich der Bewegungsuntersuchung zur Forschung an. Die Zeit war nun auch reif für die Einführung einer klinisch orientierten Diagnostik des Symptoms „Schwindel“. 1907 wurde durch Barany die thermische Prüfung der Labyrinthe beschrieben. Damit begann die Zeit der Objektivierung und Quantifizierung von Schwindelsymptomatik. Mit der Meßbarkeit der Organleistung wurde dem seit langem vermuteten Zusammenhang zwischen „Schwindel“ und sozialer Stellung nunmehr eine untergeordnete Bedeutung zuerkannt. In den zurückliegenden Jahren schien es ja vielen Medizinern als selbstverständlich, daß Frauen der sogenannten Oberschicht viel häufiger in Ohnmacht (nach Purkinje sogenannter Zeitschwindel) fielen, als andere Bevölkerungsschichten. 1962, etwa einem halben Jahrhundert nach Baranys differentialdiagnostischen Überlegungen, hat Manfred Pflanz [14] wieder versucht, die Häufigkeit der Klagen über Schwindel

Krankmachende schnelle Geschwindigkeit

Meßbarkeit der Organleistung

bestimmten Sozialgruppen zuzuordnen. Im Rahmen seiner Untersuchungen fand er eine auffallende Häufigkeit der Schwindelsymptomatik bei männlichen Patienten, die in ihrer Sozialschicht aufgestiegen waren; dagegen meinte er zu erkennen, daß Frauen folgender Gruppen weniger über Schwindel klagten als die Normalpopulation: Angehörige der obersten Sozialschicht, Ehefrauen von Landwirten, Einzelkinder, aus der SBZ (Sowjetische Besatzungszone) zugewanderte Frauen, Frauen mit unehelichen Kindern, kinderlose Frauen, die länger als 3 Jahre verheiratet waren und Frauen, die gegenüber der Elterngeneration um mehr als 2 Sozialschichten abgestiegen waren. Echte gesellschaftspolitische Einflüsse auf die Krankheit „Schwindel" haben diese Untersuchungen jedoch nicht nachweisen können.

Wandel des sozialen Miteinanders

Ob der Wandel des sozialen Miteinanders gemeinsam mit dem technischen Fortschritt Änderungen bezüglich des Schwindels und der Schwindelanfälligkeit bedingt haben, ist unklar. Man könnte denken, daß die Anfälligkeit für Bewegungskrankheiten heute geringer ist als im vergangenen Jahrhundert, weil die Menschen heutzutage von frühen Kindesbeinen an viel stärkeren Vestibularisreizen ausgesetzt sind als es früher der Fall war. Die modernen Jahrmärkte mit den Maximalanforderungen an unseren Vestibularapparat tragen möglicherweise ebenso wie der Massentourismus mit Hochgeschwindigkeitsfortbewegungsmitteln dazu bei, die Gesamtpopulation für Beschleunigungs- und Drehreize unempfindlicher zu machen. Diese Hypothese wird man jedoch wegen fehlender Messungen in vergangenen Jahrhunderten nicht beweisen können. Zumindest fallen heute Frauen der sogenannten Oberschicht nicht mehr so leicht in Ohnmacht, wie das noch vor 200 Jahren der Fall war. Daß Training bei bestimmten Schwindelproblemen hilfreich sein kann, hat uns J.W. Goethe demonstriert, der seinen Höhenschwindel auf dem Straßburger Münster systematisch abtrainiert hat [1].

Goethe zum Höhenschwindel auf dem Straßburger Münster

Will man retrospektiv den gesellschaftspolitischen Einfluß auf die Aktivitäten der Schwindelerforschung analysieren, so muß zunächst einmal geklärt werden, wie einerseits Forschungsaktivitäten, andererseits aber auch Diagnose- und Therapiebemühungen schlechthin zu messen sind.

Anhaltspunkte zur Analyse der Forschungsaktivitäten könnten sein:

- Anzahl der *Publikationen*,
- Anzahl der systembezogenen *Diagnosen*,
- Anzahl der verfügbaren Arzneimittel, *Therapeutika*,
- *Untersuchungsanforderungen*,
- *Forschungsgelder* und die
- *Honorierung* medizinischer Leistungen.

Setzt man nun die Quantität der oben aufgeführten Aktivitäten in Beziehung zu bestimmten gesellschaftspolitischen Ereignissen, so kann man vielleicht auf direkte Zusammenhänge zwischen Gesellschaftspolitik und Differentialdiagnose „Schwindel" schließen.

1.3 Schwindel-Forschung in unserem Jahrhundert

Betrachtet man so z. B. die Zahl der seit 1921 im „Zentralblatt für HNO-Heilkunde" unter den Stichworten „Schwindel" und „Vestibularis" zusammengetragenen *Publikationen*, so kann man in unserem Jahrhundert eine gewisse Diskontinuität beim Thema „Schwindel" feststellen, während sich dies bei anderen Themen, wie z. B. Frakturen oder Tumoren nicht in gleicher Weise aufzeigen läßt (Abb. 1.1).

Diskontinuität beim Thema „Schwindel"

Wir finden sowohl in den 20er Jahren, als auch um 1955 und 1975 herum hinsichtlich der Vestibularisforschung Publikationsgipfel. Es fällt dagegen auf, daß in den 30er und 40er Jahren ausgesprochen wenig zu diesem Thema pu-

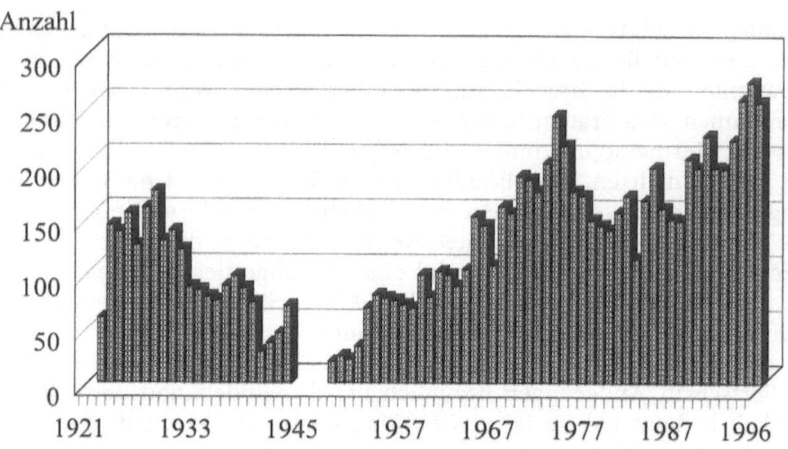

Abb. 1.1. Veröffentlichungen über „Schwindel“ (Zentralblatt für Ohrenheilkunde 1921–1965 und „Medline“ 1965–1996)

bliziert wurde. Gibt es dafür gesellschaftspolitische Zusammenhänge? Das ist sicher der Fall. Viele ausgewiesene Vestibularisforscher, es seien hier stellvertretend Barany und Wodack genannt, waren jüdischer Herkunft. Daß ein Forschungsgebiet, welches weitgehend von Juden bearbeitet wurde, in dieser Zeit starken Repressalien unterworfen war, läßt sich denken. Zusätzlich könnte durchaus die Vestibularisforschung wegen ihrer militärischen Bedeutung gewissen Geheimhaltungsanweisungen unterstellt gewesen sein. Der bedeutendste deutsche Vestibularisforscher, Frenzel, war im 3. Reich in einem Luftfahrtinstitut angestellt. Die Lücke zwischen 1943 und 1947 ist kriegsbedingt. Im und nach dem 2. Weltkrieg wurde das militärische und damit auch gesellschaftspolitische Interesse an der Erforschung der Kinetosen evident. Soldaten, die in großer Zahl entweder per Schiff oder per Flugzeug weite Strecken hinter sich bringen mußten, sollten gleich nach Ankunft voll einsatzfähig sein. Es bedurfte schon allein aus solchen militärischen Gründen einer Therapie oder Vorbeugung der Bewegungskrankheit. Die Publikationszahl stieg in den 50er Jahren auch durch diesen Aspekt deutlich an. In den 60er Jahren wurde die Raumfahrt aktuell und warf neue Gleichgewichtsprobleme auf (Abb. 1.2). Die jetzt erstmals erlebte Schwerelosigkeit und die dadurch regelmäßig ausgelösten Gleichgewichtsstörungen bereiteten Probleme und Erklä-

Vestibularisforschung aufgrund militärischer Bedeutung

Gesellschaftspolitisches Interesse an Kinetosen

Raumfahrt Schwerelosigkeit

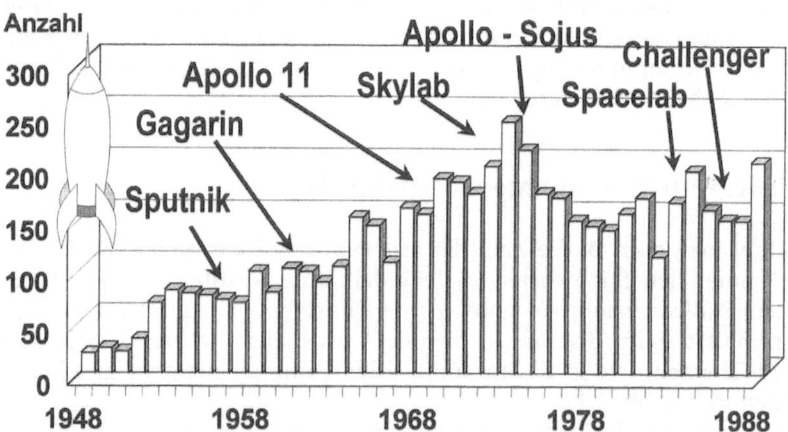

Abb. 1.2. Veröffentlichungen über Schwindel und Höhepunkte der Weltraumfahrt (Quelle: siehe Abb. 1)

rungsbedarf. Allein die Frage, ob unter Schwerelosigkeit thermische Reizung möglich ist oder nicht, löste heftigen wissenschaftlichen Streit aus. Die Vestibularisforschung bekam deutlichen Aufwind.

Die militärische Bedeutung der Gleichgewichtsforschung wurde in der DDR dadurch erkennbar, daß sie auf militärischem Sektor eine viel großzügigere Unterstützung erfuhr als im Zivilbereich [10].

1.4 Diagnostik zwischen 1932 bis 1996

Symptombezogene Diagnosen

Die Anzahl symptombezogener **Diagnosen** kann einerseits Ausdruck nebulöser Vorstellungen von der Genese der jeweiligen Krankheit sein (siehe Aufzählung bei M. Herz 1791), andererseits auch einer genaueren Kenntnis innerer Zusammenhänge entsprechen. Zur Klärung des Zusammenhanges Gesellschaftspolitik und Schwindel ist jedoch die Diagnosenzahl wegen der sehr verwaschenen Definition des Symptoms „Schwindel" und der in den einzelnen Zeitabschnitten sehr differenten Zuordnung zu Krankheiten nur ausgesprochen bedingt zu verwenden. Heute können wir etwas genauer als z. B. Purkinje differenzieren, auch exakter untersuchen und spezifischer einordnen. Diagnosen gibt es trotzdem oder gerade deshalb vielmehr. Es sind über 300 Erkrankungen bekannt, die Schwindelbeschwerden auslösen sollen [4]. Die Zahl der schwindelbezogenen Diagnosen sagt allein für sich genommen kaum etwas über gesellschaftspolitische Wertigkeit dieser Krankheiten aus.

Über 300 Erkrankungen, die Schwindelbeschwerden auslösen

Da die Universitäts-HNO-Klinik Jena wie sonst wohl kaum eine andere größere HNO-Klinik in Deutschland über eine von 1932 bis heute unveränderte sogenannte wissenschaftliche Diagnoseverschlüsselung aller ihrer Krankenblätter verfügt, kann auch über ein zwar regional begrenztes, aber immerhin mehr als 60jähriges Krankenarchiv berichtet werden.

In Abbildung 1.3 sind alle „Schwindeldiagnosen", die von 1932 bis 1996 bei stationär aufgenommenen Patienten an unserer Klinik gestellt wurden, in Abhängigkeit von der Zeit aufgeführt. Die Anzahl der Diagnosen und deren Zuordnung zur Symptomatik ist vom aktuellen Wissensstand, bestimmten Publikationen, aber auch von den Mitarbeitern - speziell dem Chef - abhängig. Während der traumatisch bedingte Schwindel in unserer Klinik über viele Jahre in etwa gleich blieb, wurde der Morbus Menière zugunsten des isolierten Vestibularisausfalls ab ca. 1965 deutlich seltener diagnostiziert. Noch deutlicher wird das in Abbildung 1.4, aus der hervorgeht, daß ab 1976

M. Menière wurde ab ca. 1965 seltener diagnostiziert

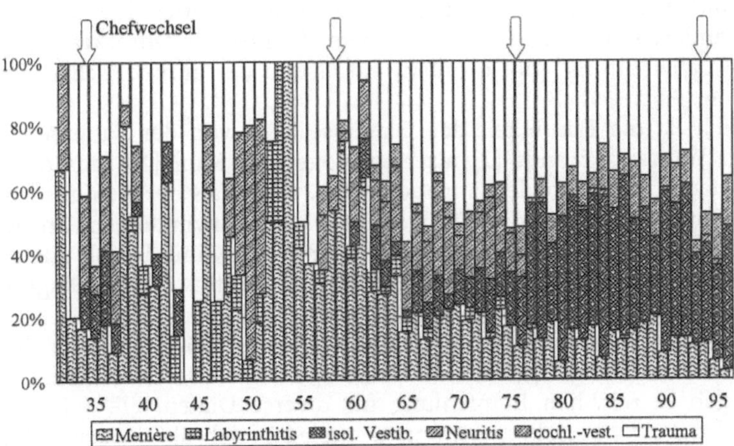

Abb. 1.3. Verteilung der vestibulären Diagnosen (stationäre Patienten) (Universitäts-HNO-Klinik Jena 1932–1996)

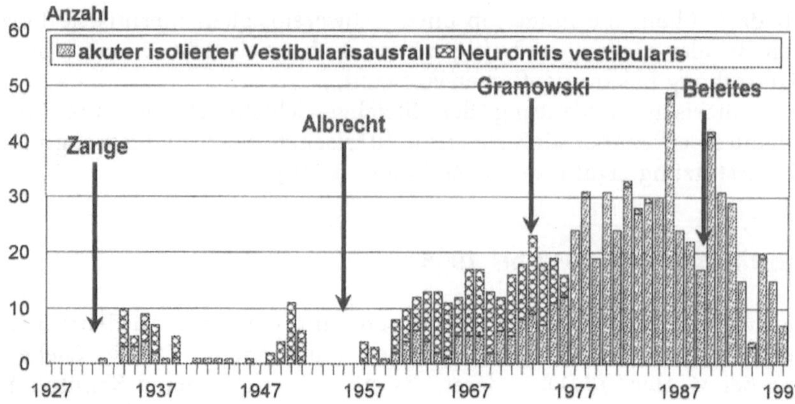

Abb. 1.4. Schwindeldiagnosen in Abhängigkeit vom Chefwechsel (Universitäts-HNO-Klinik Jena 1932–1997)

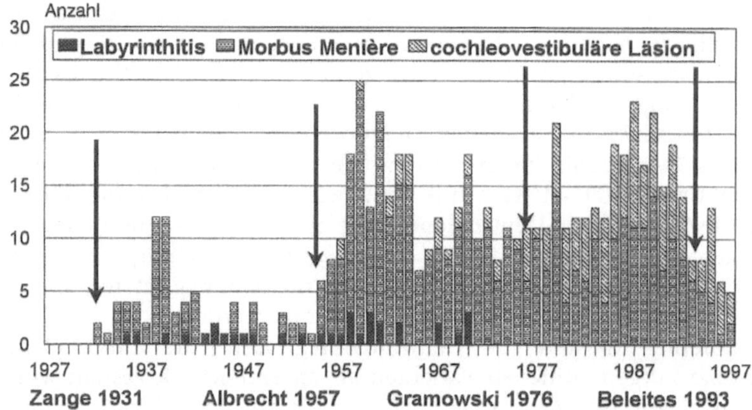

Abb. 1.5. Ausgewählte Schwindeldiagnosen in Abhängigkeit vom Chefwechsel (Universitäts-HNO-Klinik Jena 1932–1997)

mit dem Chefwechsel die Diagnose „Neuronitis vestibularis“ fast vollständig durch „isolierter Vestibularisausfall“ ersetzt wurde.

Die Diagnose „Labyrinthitis“ wurde nur in der Zeit zwischen 1937–1967 verschlüsselt. Das hängt sicher zum einen mit den Aktivitäten von Wullstein, der sich mit dem Thema „Labyrinthitis“ in Jena habilitiert hatte, zusammen, hat zum anderen aber auch etwas mit dem Wandel der Ohrerkrankungen zu tun. Die „Labyrinthitis“ gibt es allein auf Grund der antibiotischen Therapie kaum noch (Abb. 1.5).

Natürlich ist die Häufigkeit der Diagnose auch von der Patientenauswahl abhängig. Während Brandt [2] als Neurologe und Kuhl [13] aus der Klinik für Diagnostik in Wiesbaden angaben (Abb. 1.6), daß der benigne paroxysmale Lagerungsschwindel die häufigste klinische Schwindelform im neurologischen Krankheitsgut sei, stellten wir an der HNO-Klinik bei all unseren stationär aufgenommenen Schwindelpatienten am häufigsten die Diagnose des isolierten Vestibularisausfalls (Abb. 1.7).

Gesellschaftliches Interesse am Thema Schwindel könnte sich auch in der Anzahl der zur Verfügung stehenden *Therapeutika* ausdrücken. Im 18. Jahrhundert gab es reichlich Empfehlung für diverse Diäten, die bei Schwindel helfen sollten. 1784 berichtete Johann Gottfried Essich über „Auswahl der besten und auserlesensten diätetischen Mittel zur Vorbauung oder Kur der Krankheiten von dem Schwindel“ [6]:

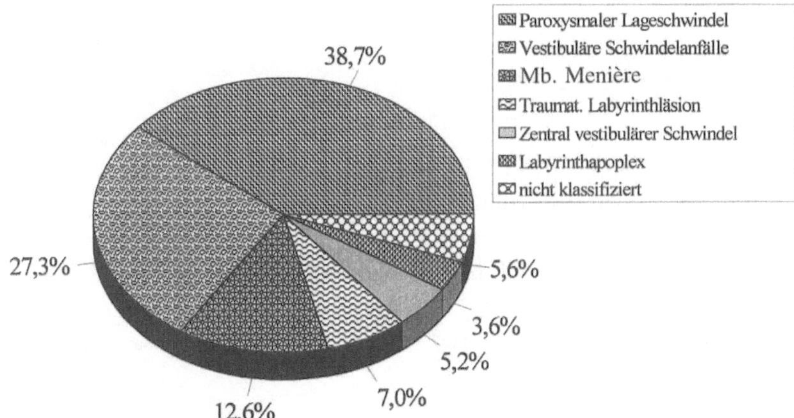

Abb. 1.6. Häufigkeit von Schwindeldiagnosen (Diagnostikklinik Wiesbaden)

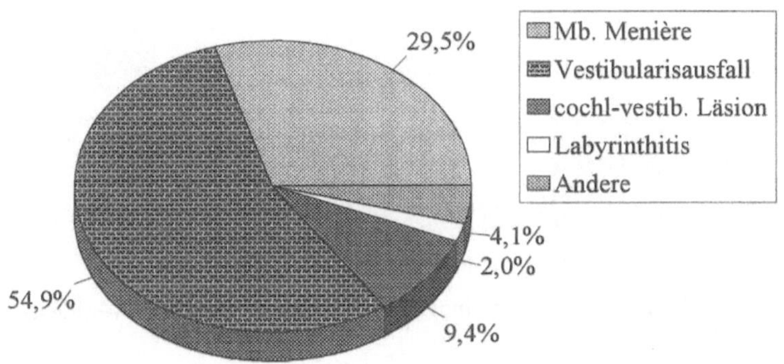

Abb. 1.7. Häufigkeit von Schwindeldiagnosen (Universitäts-HNO-Klinik Jena 1932–1996)

„Diese Krankheit hat vielerlei Ursachen zugrunde. Deshalb gibt es auch unterschiedliche Diäten. Nimmt der Schwindel von der Vollblütigkeit seinen Ursprung, so muß diese vermieden werden. Man soll sich an lauter dünne, leichte und wässrige Nahrungsmittel halten. Bei Schwindel, der zuweilen mit Nierenschmerzen verbunden ist, leistet der frisch ausgepreßte Saft der Möhren eine gute Wirkung, ebenso Tee Ehrenpreis-, Melissen-, Petunien- und Fenchelsamen. Bei Schwindel, der eine Schwäche des Nervensystems zugrunde hat, sind warme Getränke, Gemüse, Obst, Kohlkräuter und fette, ölige Speisen zu meiden, weil sie allesamt die Nerven erschlappen. Ferner schadet hier Essig. Heilsam hingegen sind stärkendes Brot aus Roggenmehl in verschiedenen Zubereitungen, ferner etwas Wein und Zimt. Sellerie, Chicoree, Kapern, gebratene Hühner, Tauben und dergleichen werden mit ein wenig Lorbeeren und Wachholderbeeren empfohlen. Große und sehr kräftige Mittel in diesem Übel sind ein nahrhaftes, klebriges und geistiges Bier und ein herber, stärkender Wein - vornehmlich Burgunder, roter Eremitage, Portwein oder Medoc."

Alkohol zur Therapie ist nicht mehr opportun; statt dessen Antiemetika und Antivertiginosa

Heute sind diese Diäten kaum mehr bekannt, zumindest ist Alkohol zur Therapie von Schwindelerkrankungen nicht mehr opportun. Dafür sind etwa 40 Antivertiginosa auf dem Markt. Die Anzahl der zur Verfügung stehenden Antiemetika und Antivertiginosa ist der „Roten Liste" zu entnehmen. Sie kann über einen Zeitraum von ca. 40 Jahren verfolgt werden. Dabei fällt auf, daß Antivertigenosa in den letzten Jahrzehnten im Gegensatz zu der Anzahl der Antibiotika nicht zugenommen haben (Abb. 1.8).

Unterschiede zwischen Ost und West

Unterschiede zwischen den gesellschaftlichen Systemen Ost und West bestanden durchaus. Im Osten wurden deutlich weniger Präparate angeboten, dafür gab es aber über 40 Jahre keinerlei Preissteigerung (Abb. 1.9).

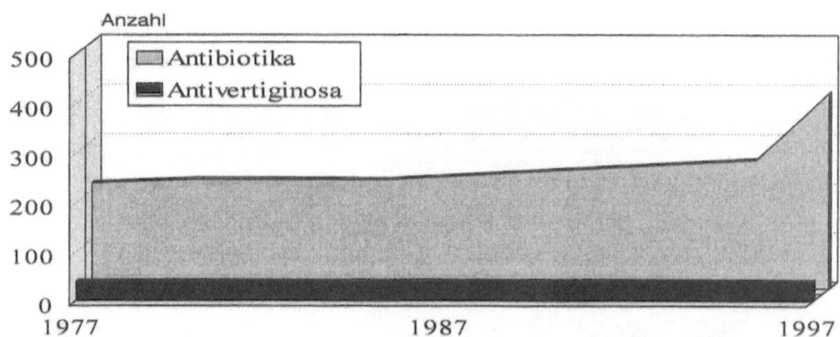

Abb. 1.8. Anzahl der in der „Roten Liste" aufgeführten Antivertiginosa und Antibiotika (1977–1997)

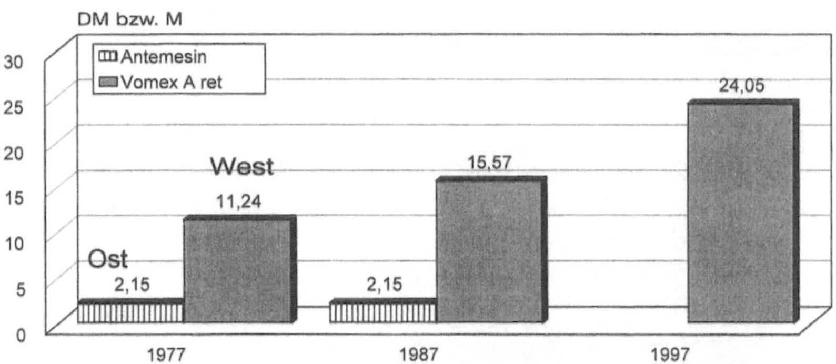

Abb. 1.9. Preisentwicklung von Antivertiginosa/Antiemetika in Ost- und Westdeutschland (DM bzw. Mark der DDR)

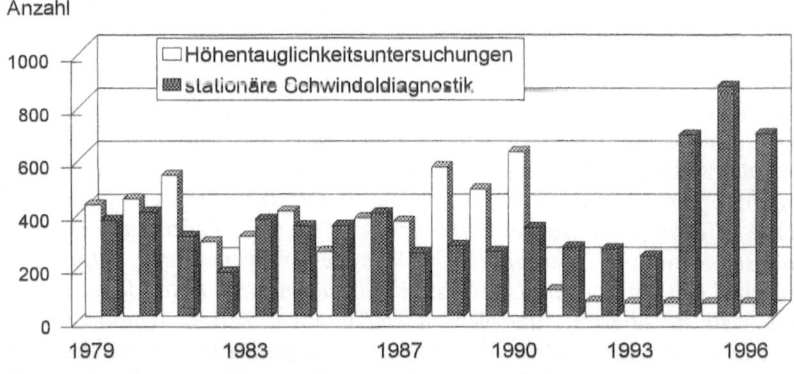

Abb. 1.10. Höhentauglichkeitsuntersuchungen und stationäre Schwindeldiagnostik in der Universitäts-HNO-Klinik Jena 1979–1996

Höhentauglichkeitsuntersuchungen bis 1990, dann nicht mehr abgefordert

Die Anzahl der *Diagnostikanforderungen* an eine Praxis oder Klinik könnte ebenfalls Ausdruck eines gesellschaftlichen Interesses sein. Wir haben an unserer Klinik die Zahl der Vestibularisprüfungen, insbesondere die Zahl der sogenannten Höhentauglichkeitsuntersuchungen, über Jahre verfolgt (Abb. 1.10). Der auf Grund der deutschen Einheit 1990 vollzogene Wechsel von einem zentralistisch geleiteten östlichen zum freiheitlichen westlichen Gesundheitswesen läßt einschneidende Veränderungen erkennen. Bei der Analyse unserer neurootologischen Diagnostikzahlen war auffallend, daß trotz etwa gleichgebliebenen Vestibularisuntersuchungen die prophylaktischen Höhentauglichkeitsuntersuchungen nach 1990 nicht mehr abgefordert wurden.

Es handelt sich dabei nicht um eine Verlagerung der Untersuchungen in die neu entstandenen niedergelassenen Praxen, sondern um einen Wegfall der Anforderungen, und dafür ist die Änderung des gesellschaftlichen Systems verantwortlich. In der DDR wurden solche prophylaktischen Tauglichkeits- oder Eignungsuntersuchungen für die Beschäftigten, die mit Absturzrisiko arbeiten sollten, obligatorisch gefordert. Ziel und Zweck dieser Prüfungen war es, Werktätige von einer absturzgefährdenden Tätigkeit auszuschließen, wenn sie Krankheiten oder Reaktionsnormen aufwiesen, als deren Folge ein erhöhtes Absturzrisiko zu erwarten war. Prophylaktische Maßnahmen hatten in dem staatlich gelenkten Gesundheitswesen einen hohen Stellenwert. Das neue Gesellschaftssystem legt offensichtlich nun auf diese Art der Prophylaxe weniger Wert - vielleicht zu Recht, denn die häufigste Ursache für Absturzunfälle ist nicht ein durch Krankheit, sondern durch Alkohol angeschlagenes Gleichgewichtssystem.

Prophylaktische Tauglichkeits- oder Eignungsuntersuchungen

1.5 Forschungszuwendungen

Leider ist es mir nicht möglich gewesen, über *Forschungszuwendungen* konkrete Zahlen zu erfahren. Es ist lediglich bekannt, daß als Folge des großen gesellschaftlichen Interesses an der Raumfahrt sowohl im Osten als auch im Westen ausgesprochen viele Geldmittel speziell für die Vestibularisforschung zur Verfügung gestellt worden sind [12, 17]. Die derzeit relativ großzügige Unterstützung von humanmedizinischen und tierexperimentellen Untersuchungen unter den Bedingungen der Schwerelosigkeit haben nach Aussagen von Scherer, der die Gleichgewichtsuntersuchungen auf der MIR-Station leitet, einen gewaltigen Erkenntniszuwachs gebracht und werden für zahlreiche Publikationen Anlaß geben.

Die gesellschaftspolitisch gesteuerte *Honorierung* ärztlicher Leistungen hat ihrerseits auch Einfluß auf medizinische Indikationsstellungen und nicht nur auf ärztliche Einkommen. In einer Zeit, in der die Bezahlbarkeit medizinischer Leistungen ständig in Frage gestellt wird, ist es zudem sicherlich legitim und vernünftig, über den Sinn von diagnostischen Maßnahmen bei einem so häufig beklagten Symptom, wie es der Schwindel darstellt, nachzudenken.

Honorierung hat Einfluß auf medizinische Indikationsstellungen

Die Kassenärztliche Bundesvereinigung und die Kassenärztlichen Vereinigungen der Länder können statistische Angaben lediglich im Hinblick auf die honorierten, d. h. abgerechneten diagnostischen Maßnahmen geben. Leider kann zur Inzidenz und zu den Diagnosen ebensowenig gesagt werden wie zu den Therapieverfahren und -kosten. Es ist aus den uns vorliegenden Zahlen jedoch unschwer zu erkennen, daß die Indikation zu diagnostischen Maßnahmen nicht nur von medizinischen Tatbeständen, sondern in hohem Maß auch vom Honorarangebot bestimmt wird. Bis 1995 wurden im Einheitlichen Bewertungsmaßstab der Kassenärztlichen Vereinigung (EBM) der Nummer 1585 (einfache Gleichgewichtsprüfung einschl. thermische Prüfung) 150 Punkte und der Nummer 1586 (Elektronystagmographie) 100 Punkte zugeordnet. Seit 01.01.96 gilt EBM (neu); in ihm hat die Nummer 1585 (einfache Vestibularisprüfung) = 350 Punkte, die Nummer 1587 (thermische Vestibularisprüfung) = 400 Punkte und die Nummer 1588 (ENG) = 500 Punkte erhalten (ersetzt die frühere Nummer 1586). Für eine vollständige Gleichgewichtsdiagnostik mit ENG können also seit 01.01.96 = 1250 Punkte, d. h. 1000 Punkte mehr abgerechnet werden (Abb. 1.11 u. 1.12).

Die Höherbewertung ist in Anbetracht des Aufwandes sicher gerechtfertigt gewesen. Es bedeutet, daß für eine vollständige Gleichgewichtsprüfung bei einem Punktwert von angenommen 0,05 DM heute 62,50 DM statt früher 12,50 DM berechnet werden kann. Problematisch dabei ist *nicht* die Höherbewer-

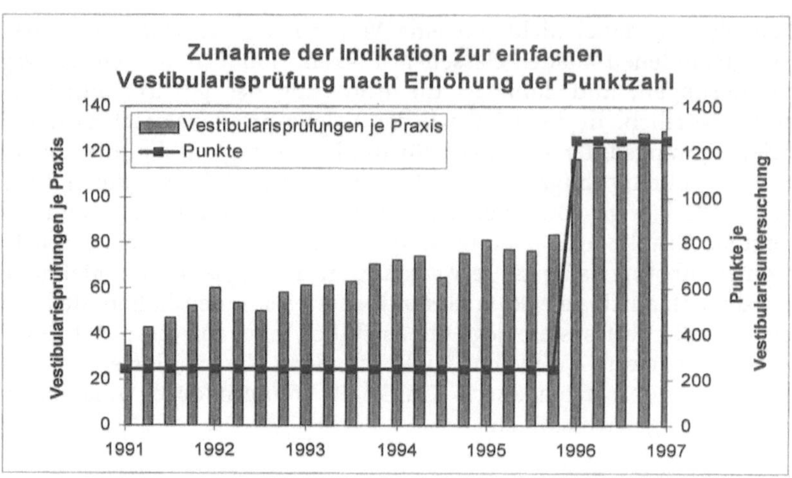

Abb. 1.11. Zunahme der Indikation zur Vestibularisuntersuchung nach Punktzahlerhöhung (Bundesland Thüringen 1991–1997)

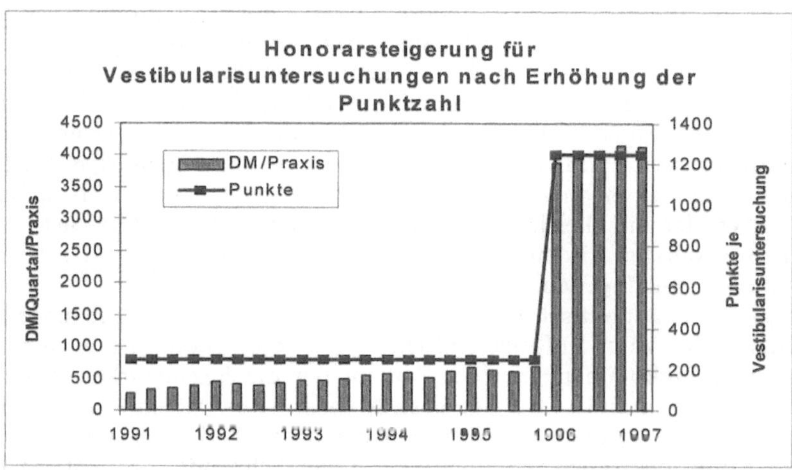

Abb. 1.12. Honorarsteigerung für Vestibularisuntersuchungen nach Punktzahlerhöhung (Bundesland Thüringen 1991–1997)

Sprunghaft angestiegene Untersuchungszahl

tung selbst, sondern die durch sie und eben *nicht* durch medizinischen Bedarf sprunghaft angestiegene Untersuchungszahl.

1995 bundesweit ca. 850.000mal Vestibularisdiagnostik abgerechnet

1995 wurde bundesweit ca. 850.000mal Vestibularisdiagnostik abgerechnet, das bedeutet bei einem angenommenen Punktwert von 0,05 DM eine Honorarsumme von 10.625.000,00 DM (250 Punkte × 0,05 DM × 850.000 Untersuchungen = 10.625.000,00).

1996 wurde die doppelte Zahl abgerechnet, also ca. 1.600.000mal Vestibularisdiagnostik – jetzt jedoch mit 1.250 Punkten (1.250 Punkte × 0,05 DM × 1.600.000 Untersuchungen = 100.000.000,00 DM).

Das bedeutet (100.000.000,00 DM minus 10.625.000,00 DM = ca. 90.000.000,00 DM), daß bei Budgetierung des Gesamtvolumens allein durch die Neubewertung der Schwindeldiagnostik eine Umschichtung der ärztlichen Honorare in beachtlicher Millionenhöhe erfolgt ist.

Es wurden von einem Jahr (1995) auf das andere (1996) doppelt so viele Vestibularisuntersuchungen für nötig angesehen. Schon dies allein hätte bei gleichbleibender Honorierung ca. 10.000.000,00 DM mehr bedeutet (250 Punkte × 0,05 DM × 800.000 = 10.000.000,00 DM).

Wenn die Anzahl nicht mehr geworden wäre, sondern nur die Bezahlung, dann hätte es sich nur um eine Summe von ca. 40.000,00 DM mehr gehandelt. Wir dürfen alle gespannt sein, wie häufig Schwindeldiagnostik nach Einführung des Praxisbudgets (01.07.97) noch für nötig erachtet werden wird. Die Zahl wird sicher wieder deutlich zurückgehen. Da nicht mehr einzeln abgerechnet wird, werden wir das jedoch nicht nachweisen können. Der Indikationsschwindel bei der Differentialdiagnose Schwindel erzeugt beim außenstehenden Betrachter Schwindel. Nicht die Zunahme des Krankheitssymptoms Schwindel bedingt die schwindelige Zunahme bei der Diagnostik, sondern das Prinzip der Einzelleistungsabrechnung. Krankheit ist kein Konsumgut, welches marktwirtschaftlich gesteuert werden kann, denn solange die Dienstleister selbst die Menge der Dienstleistungen bestimmen können und müssen, wird bei einem Überangebot an Dienstleistern (Ärzten) die Steuerung über das Honorierungssystem nicht nach sachlichen Gesichtspunkten erfolgen können. Um unser Gesundheitswesen weiterhin solidarisch finanzieren zu können, müßte die Einzelleistungsabrechnung wieder abgeschafft werden. Ob wir das aber wirklich wollen, bleibt dahingestellt.

Indikationsschwindel erzeugt beim Betrachter Schwindel

Krankheit ist kein Konsumgut

Literatur

1. Beleites E (1997) Antrittsvorlesung „Wer Zukunft gestalten will, muß ehrfürchtig die Vergangenheit betrachten" Publiziert u.a. in HNO Informationen, Demeter Verlag Balingen 2:9–14
2. Brandt Th (1993) Therapie und Verlauf neurologischer Erkrankungen. Kohlhammer Stuttgart Berlin Köln 101–129
3. Busch DWH (1843) Encyclopädisches Wörterbuch der med. Wissenschaften, Berlin, Bd. 31
4. Claussen CF, Claussen E (1987) „Die Craniocorpographie - ein neues, einfaches Verfahren zur äquiliometrischen Analyse von Schwindelzuständen". Sandorama 4:8–13
5. Dietz O, Wiesner E (1982) „Handbuch der Pferdekrankheiten". Fischer, Jena
6. Essich JG (1784) „Auswahl der besten und auserlesensten diätetischen Mittel zur Vorbauung oder Kur der Krankheiten". M. Riegers sel. Söhnen, Augsburg
7. Ewald JR (1903) Friedrich Goltz Arch.Phys. 94:1–64
8. Feldmann H (1989) „Kulturhistorisches und Medizinhistorisches zum Tinnitus Aurium". Harsch, Karlsruhe
9. Fischer PA (1972) „Schwindel: Neurologische Aspekte". Dtsch Ärzteblatt 69:2533-2537
10. Gramowski K-H (1996) (Erfurt) persönliche Mitteilung
11. Herz M (1791) „Versuch über den Schwindel". 2. Aufl., Vossische Buchhandlung, Berlin
12. Korol I (1996) (Kiew) persönliche Mitteilung
13. Kuhl W, Schulz A (1980) „Peripherer vestibulärer Schwindel". Dtsch med Wschr 105:54–58
14. Pflanz M (1962) „Sozialer Wandel und Krankheit". F.E., Stuttgart
15. Purkunje J (1820) Medizinische Jahrbücher des kaiserl. königl. österreichischen Staates, Wien VI. Band, II. Stück 79–125
16. Ramazzini B (1718) „Untersuchung von denen Krankheiten der Künstler und Handwerker". Moritz George Weidmann, Leipzig
17. Scherer H (1997) (Berlin) persönliche Mitteilung
18. Venzmer G (1956) Krankheit macht Weltgeschichte. Curt E. Schwab, Stuttgart

Morbus Menière

W. Stoll

Morbus Menière

W. Stoll

2.1 Resümee

Der Morbus Menière ist *kein eigenständiges Krankheitsbild*! Der Begriff Morbus Menière ist ein Synonym für einen Symptomenkomplex, der die unspezifische Antwort auf eine multifaktorielle Innenohrerkrankung darstellt. Es wird empfohlen, den irreführenden Begriff des Morbus Menière künftig durch den Begriff „Menière - Symptomenkomplex bzw. Menière - Syndrom" zu ersetzen.

Menière - Symptomenkomplex

2.2 Einleitung

Prosper Menière, geboren 1799 in Angers, arbeitete von 1834 bis 1838 als Internist bei August Chomel in Paris (Abb. 2.1). Während dieser Zeit dokumentierte er einen tragischen Fall einer Innenohrerkrankung. Ein junges Mädchen hatte sich im Winter stark erkältet und erreichte völlig taub aber ohne Ohrenschmerzen die Klinik. Bei jeder Bewegung gab sie Übelkeit und Erbrechen an. Nach 5 Tagen verstarb sie. Die von Menière durchgeführte Obduktion führte zur Entdeckung von rötlichem Exsudat in den Bogengängen. Die starken Schwindelbeschwerden, die die Patientin hatte, verschwieg Menière noch viele Jahre, da kein Mensch zur damaligen Zeit an einen Kausalzusammenhang zwischen Schwindelbeschwerden und Labyrintherkrankung glaubte [18]. Erst weitere Beobachtungen mit ähnlich gelagerter Problematik ermutigte ihn, am 08.01.1861 Kasuistiken öffentlich vorzustellen, die die revolutionäre Auffassung bestätigten, daß Schwindel, Hörstörungen und Tinnitus durch Läsionen im Labyrinth verursacht werden [5].

Schwindel, Hörstörungen und Tinnitus werden durch Läsionen im Labyrinth verursacht

Hydrops endolymphaticus als pathologisches Substrat

Die Erstbeschreibung verschiedener Labyrinthläsionen mit ihren Auswirkungen und Symptomen geht ohne Zweifel auf Prosper Menière zurück, nicht aber die Erstbeschreibung eines Krankheitsbildes, das ihm zu Ehren seinen Namen trägt. Dabei handelt es sich um einen Symptomenkomplex, dessen pathologisches Substrat der Hydrops endolymphaticus, den Prosper Menière noch nicht kannte, sein soll.

Stützung der Diagnose auf eine eingehende Anamnese

In vielen wissenschaftlichen Beiträgen und Lehrbüchern wird der Morbus Menière als ein Krankheitsbild vorgestellt, das durch die Leitsymptome Drehschwindel, fluktuierendes Hörvermögen, Tinnitus und Ohrdruck charakterisiert ist. Diese Symptome können in wechselnder Kombination und wechselnder Intensität auftreten. Die Diagnose, die sich im wesentlichen auf eine eingehende Anamnese stützt, ist oftmals eindeutig, wenn ein Menière-Anfall von Minuten bis Stunden beschrieben wird. Aus vollem Wohlbefinden tritt bei diesen Patienten plötzlich ein sehr heftiger Drehschwindel auf, der von einem Zusammenbruch der vestibulospinalen Regelmechanismen bis hin zur Steh- und Gehunsicherheit begleitet wird. Die subjektive Beeinträchtigung wird ferner durch vestibulovagale Reaktionen mit Übelkeit, Erbrechen, Schweißausbruch, Tachykardie, Angst und Vernichtungsgefühl sowie Desorientierung bei vollem Bewußtsein verstärkt. In dieser Phase ist nahezu regelmäßig ein Spontannystagmus zu beobachten, der ohne Frenzelbrille oder Elektronystagmogramm zu erkennen ist. Unmittelbar vor dem Anfall schlägt

Abb. 2.1. Prosper Menière

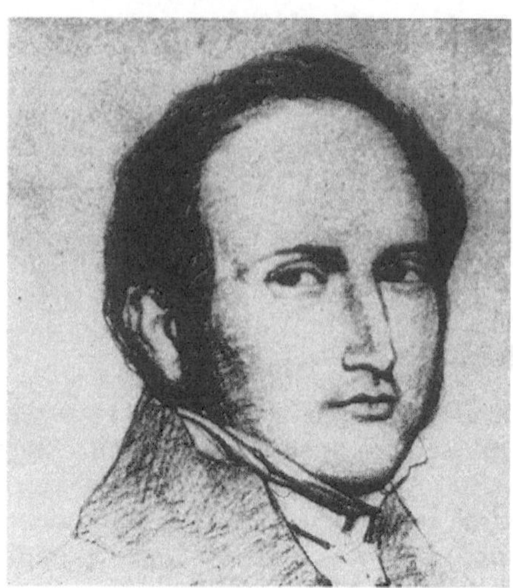

Abnahme der Regenerationsfähigkeit im fortgeschrittenen Stadium

der Nystagmus als sog. Reiznystagmus zur kranken Seite, dann als Ausfallnystagmus zur gesunden und in der Erholungsphase wieder zur kranken Seite. Während des Schwindelanfalls sinkt gleichzeitig das Hörvermögen. In der Initialphase der Erkrankung spielt sich der Hörverlust vorwiegend im Baßtonbereich ab und erholt sich nach dem jeweiligen Anfall. Das cochleäre Recruitment ist fast einheitlich positiv (SISI-Test, Fowler-Test etc.) [26]. Im fortgeschrittenen Stadium nimmt die Regenerationsfähigkeit des Innenohrs ab, und es resultiert ein pantonaler Hörkurvenabfall. Nicht selten endet der Hörverlust nach etlichen Jahren mit einer vollständigen Ertaubung. Mit der Abnahme der Innenohrleistung nimmt normalerweise auch die Intensität der Schwindelanfälle ab, d. h. der Morbus Menière „brennt aus".

Tinnitus erreicht sein Maximum während des Anfalls

Ein weiteres Kardinalsymptom ist der Tinnitus, meist ein niederfrequentes Sausen, das sein Maximum während des Anfalls erreicht und oft an ein Völlegefühl gebunden ist. Im anfallsfreien Intervall persistiert das Geräusch mit geringer Intensität oder fehlt. Einige Patienten haben vor dem Schwindelanfall eine Aura mit vermehrtem Tinnitus im betroffenen Ohr, Druck- und Völlegefühl.

Symptomenkomplex weist eine hohe Variabilität auf

Ohne Berücksichtigung der tatsächlichen klinischen Gegebenheiten hat sich die Beschreibung des „klassischen Morbus Menière" in den meisten Lehrbüchern etabliert. Es kann auch nicht angezweifelt werden, daß es klinische Fälle gibt, auf die die genannte Beschreibung zutrifft. Die meisten praktizierenden Ärzte räumen aber ein, daß der Symptomenkomplex eine hohe Variabilität aufweist, so daß echte Zweifel an der Vorstellung von einer nosologischen Einheit, die der Begriff Morbus Menière abdecken soll, aufkommen. Diese Ansicht wird durch zahlreiche Literaturstellen gestützt, die eine Vielfalt an pathogenetischen Möglichkeiten für die Entstehung eines Morbus Menière anbieten [8, 17, 20, 22].

2.3 Fragestellung

Wie war die Prognose für die Patienten einzuschätzen

Anhand von Langzeitbeobachtungen sollte untersucht werden, mit welcher Häufigkeit die Symptome gemeinsam oder getrennt auftraten, welche Variabilität die Krankheitsbilder zeigen und wie die Prognose für die Patienten einzuschätzen war. Die individuelle Analyse der Krankheitsverläufe sollte zur Klärung der zur Diskussion stehenden Pathomechanismen und zur Definition des Begriffes Morbus Menière beitragen.

2.4 Material und Methode

Die noch nicht abgeschlossene Studie umfaßte bis dato Verlaufsbeobachtungen von 15 Patienten, von denen sich 12 (80%) 10 Jahre und 3 (20%) sogar 15 Jahre in Kontrolle der Universitäts-HNO-Klinik Münster befinden. 8 männliche Patienten mit einem Durchschnittsalter von 49,5 Jahren und 7 weibliche Patienten mit einem Durchschnittsalter von 47,5 Jahren erlitten bisher insgesamt 294 Schwindelanfälle.

Auf den ersten Blick wurde der Eindruck gewonnen, die Menière-Symptome würden überwiegend in den ersten fünf Jahren auftreten (249 von 294). Korrigierend muß aber bedacht werden, daß die Anzahl der Patienten, die länger als 5 Jahre zur Beobachtung kamen, fast um die Hälfte sank.

Zur Beurteilung der relativen Anfallshäufigkeit konnte daher nur die prozentuale Verteilung pro Jahr bei wechselnder Anzahl von Patienten herangezogen werden.

Dabei war festzustellen, daß die Anfallshäufigkeit sich über die Beobachtungsjahre unregelmäßig verteilte und keine Zuteilung der Häufigkeit zu einem bestimmten Intervall zuließ.

Individuell schwankende Anfallshäufigkeit

Individuell schwankte die Anfallshäufigkeit zwischen 9 und 66 Ereignissen pro Patient.

Initial wurden bei Krankheitsbeginn in 54% der Fälle Schwindelbeschwerden registriert. Das kombinierte Auftreten von Schwindel, Hörstörung und Tinnitus, d. h. die klassische Trias, wurde aber nur in 20% beobachtet.

Um die Variabilität etwas abzugrenzen, wurden nach empirischen Gesichtspunkten 4 Verlaufstypen vorgestellt (Abb. 2.2):

Typ I: *Regressiver Verlauf*, d. h. im Verlauf der Erkrankung werden Intensitäten und Häufigkeit der Anfälle geringer.

Typ II: *Wechselhafter Verlauf*, d. h. Anfallshäufigkeit und Intensität unterliegen einem steten Wechsel.

Die klassische Trias wurde aber nur in 20% der Fälle beobachtet

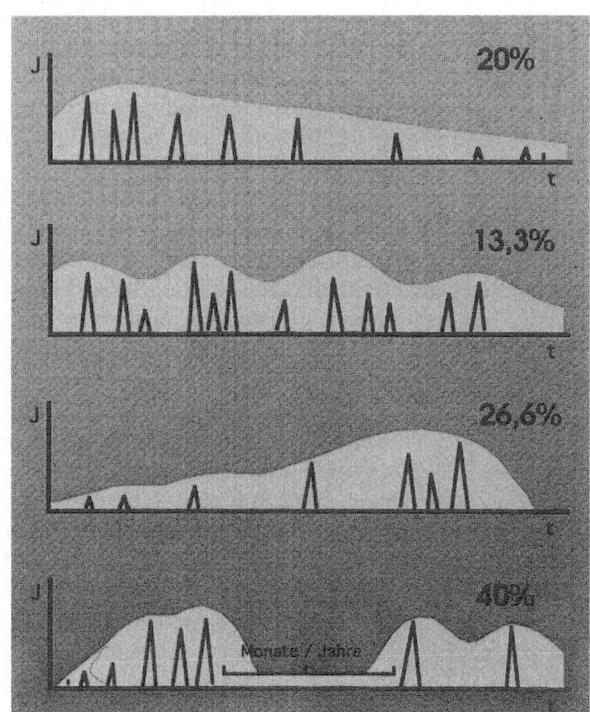

Abb. 2.2. Zeitliche Verteilung der Schwindelanfälle

Typ III: *Progressiver Verlauf,* d. h. nach eventuell monosymptomatischem Beginn nehmen Anfallshäufigkeit und -intensität zu, danach schließt sich oft ein schneller oder langsamer Typ I an.
Typ IV: *Pausenreicher Verlauf,* d. h. Verlauf mit anfallsfreiem Intervall.

Eine Analyse der Verläufe nach den gesamten Kriterien ergab folgende Verteilung:

Typ I 20%
Typ II 13,3%
Typ III 26,6%
Typ IV 40%.

Unterschiedliche Verläufe belegen die hohe Variabilität des Krankheitsbildes

Die Aufteilung in die sehr unterschiedlichen Verläufe belegte die hohe Variabilität des Krankheitsbildes und stellte die nosologische Einheit in Frage. Sie erklärte auch die unregelmäßige Frequenz der Anfälle pro Beobachtungszeit.

2.5 Diskussion

Bevor der Pathomechanismus des Morbus Menière zur Diskussion gestellt werden kann, muß die Frage gestellt werden: Wie reagiert das Ohr grundsätzlich auf Erkrankungen verschiedenster Genese?

Dabei ist festzustellen, daß die Ohrsymptomatik begrenzt ist, nämlich auf Ohrenschmerzen, Hörverlust, Schwindel (Drehschwindel, Lageschwindel, Liftgefühl etc.), Tinnitus, Koordinationsstörungen, Diplakusis, Druck- und Völlegefühl, evtl. Störungen des Blickfeldes.

Da Ohrenschmerzen nicht zu den charakteristischen Merkmalen des Morbus Menière gehören, bleibt abzüglich der Schmerzen eine Symptomatik zurück, die praktisch jeder Innenohrerkrankung zugeschrieben werden kann. Die Genese kann dabei auf abgelaufene Infektionen, Traumen, genetische Vorbelastung, vaskuläre oder stoffwechselbedingte Störungen etc. zurückgeführt werden.

Nicht-Akzeptanz einer solchen Vielfalt von Entstehungsmöglichkeiten für ein eigenständiges Krankheitsbild

Eine solche Vielfalt von Entstehungsmöglichkeiten ist aber für ein eigenständiges Krankheitsbild nicht akzeptabel, da der Begriff „Morbus" auf eine singuläre Organerkrankung gerichtet ist, z. B. Morbus haemolyticus neonatorum oder in Verbindung mit dem Namen des Entdeckers der Krankheit, z. B. Morbus Koch, Morbus Basedow etc., verwendet wird. Dies trifft auf Menières Beschreibungen nicht zu.

Ein Hydrops ist nicht zwangsläufig mit Schwindelbeschwerden oder Ataxie verbunden

Nach der gängigen Lehrmeinung gilt der Hydrops endolymphaticus als pathophysiologische Basis des Morbus Menière, obgleich sich mit dieser Vorstellung ebenfalls nicht alle klinischen Beobachtungen – wie z. B. auch einige dargestellte Verläufe – erklären lassen. So ist bekannt, daß ein Hydrops endolymphaticus jahrelang symptomlos existieren kann und auch tierexperimentell ein Hydrops nicht zwangsläufig mit Schwindelbeschwerden oder Ataxie verbunden ist [18] (Abb. 2.4).

Rückblickend wurde die Hydropstheorie erstmals 1895 von Gruber beschrieben [7]. Anhand von Felsenbeinstudien postulierte er eine Abflußstörung der Endolymphe in den Saccus endolymphaticus mit Rückstau (Abb. 2.3) und Druckerhöhung sowie Zerreißung des häutigen Labyrinths, wodurch die Symptome des Morbus Menière ausgelöst würden. Hallpike und Cairns [9] fanden bei zwei Autopsiefällen einen Hydrops endolymphaticus, ebenso wie Yamakawa, der unabhängig von ihnen dasselbe morphologische Bild beschrieb [27]. Der tierexperimentelle Nachweis eines Hydrops endolymphaticus gelang erstmals Kimura und Schuknecht [15]. Paparella hob als Basisproblem der Erkrankung die Dysfunktion der Endolymphabsorption im Endolymphsack bzw. -ductus hervor. Die Entwicklung der Pathogenese dauere Jahre

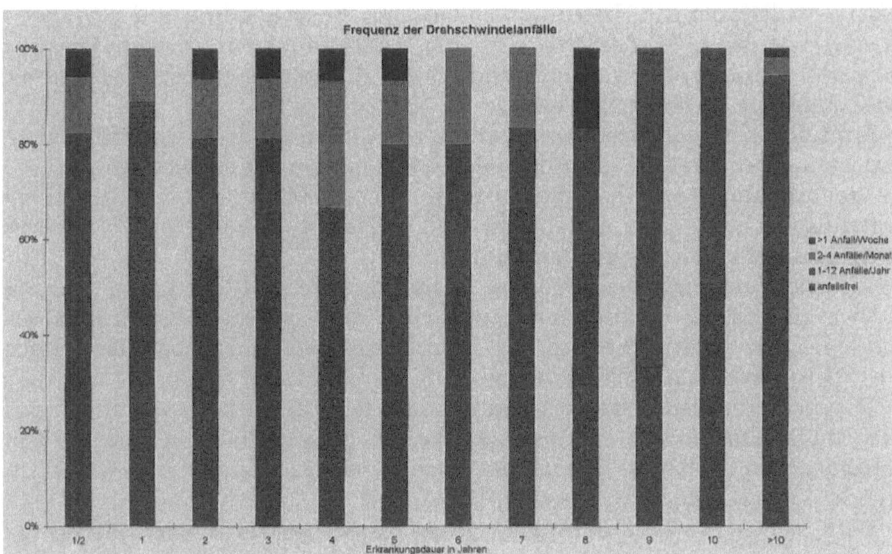

Abb. 2.3. Zeitliche Verteilung der Schwindelanfälle

Abb. 2.4. Hydrops endolymphaticus

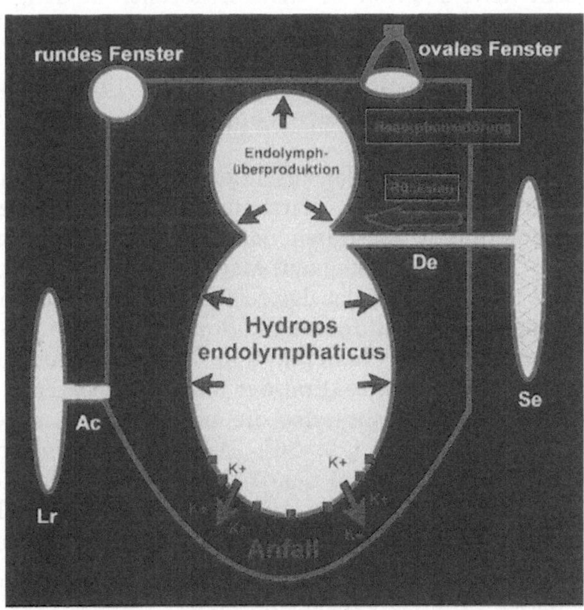

und Jahrzehnte, die Genese sei multifaktoriell, obgleich 20% der Betroffenen eine positive Familienanamnese hätten [22].

Heute stehen vor allem immunologische Vorstellungen im Vordergrund

Neben den genannten Komponenten stehen heute vor allem immunologische Vorstellungen im Vordergrund. Klinisch konnten Beziehungen zu vorausgegangenen Infekten, allergischen Reaktionen und Traumen wissenschaftlich belegt werden. Es gilt auch als erwiesen, daß Antigen-Antikörper-Reaktionen im Innenohr stattfinden und Immunkomplexe, die andernorts gebildet werden, sich an den Innenohrmembranen ankoppeln können [1, 2, 6, 8, 17]. Wird die immunologische Reaktion an den Membranen durch einen äußeren Reiz in Gang gebracht, so entstehen Membrandefekte, die zu Permeabilitätsstörungen führen und eine undichte Periendolymphschranke begünstigen [12]. Auslöser können z. B. Anaphylaktoxine sein, Gewebsgifte, die che-

Permeabilitätsstörungen und undichte Periendolymphschranke

mische Mediatoren wie Histamin, Leukotriene, Prostaglandine und plättchenaktivierende Faktoren freisetzen [16]. Die Ausschüttung von solchen Anaphylaktoxinen wird durch Katecholamine erhöht, die Folge sind Zerstörungen an den Kapillaren der Stria vascularis.

Patienten entwickeln unter Streß ihre Menière-Symptomatik

Ein solcher Pathomechanismus würde zumindest erklären, warum so viele Patienten unter Streßsituation ihre Menière-Symptomatik entwickeln.

Die Bedeutung der immunologischen Genese würde auch zu der klinischen Beobachtung passen, daß sehr viele Patienten im Vorfeld ihrer Erkrankung eine Infektion durchlaufen [22].

Als pathoanatomisches Substrat vorausgegangener Reaktionen wurden auch perisacculare Fibrosen und vermehrte Bindegewebseinlagerungen beschrieben, die auch im Bereich des Vestibulums, der Stria vascularis und des VIII. Hirnnerven nachweisbar waren [10].

Durch die angesprochenen Membrandefekte wird auch verständlich, daß das Krankheitsbild sich monosymptomatisch entwickeln kann und an den verschiedenen Stellen im Bereich der Cochlea, des Sacculus und Utriculus sowie der Bogengänge auftreten kann [22].

Geht man davon aus, daß mit Hilfe des körpereigenen Abwehrsystems die immunologischen Reaktionen an den Membranen wieder beseitigt werden können, so wird verständlich, daß das Krankheitsbild eventuell erst wieder nach Jahren aufbricht, wenn erneut exogene Faktoren wieder die immunologische Kettenreaktion an den Membranen in Gang bringen.

Gestörtes Ionengleichgewicht ist Voraussetzung für den Pathomechanismus des Schwindelanfalls

Membrandefekte, Permeabilitätsstörungen, undichte Periendolymphschranken, Resorptionsstörungen und Überproduktion von Perilymphe stören letztlich das Ionengleichgewicht zwischen Ductus endolymphaticus und Perilymphraum, eine Voraussetzung für den Pathomechanismus des Schwindelanfalls.

Für den schwindelauslösenden Vorgang ist nämlich zu unterstellen, daß entweder der Hydrops platzt und die kaliumreiche Endolymphe abrupt den Perilymphraum überflutet, oder die Endolymphe an prädisponierten Stellen durch die angesprochenen Membrandefekte direkt in den Perilymphraum fließt. In jedem Fall hat das relativ schnelle Überfluten mit kaliumreicher Endolymphe eine Kaliumintoxikation des perilymphatischen Raumes mit Dauerpolarisation der äußeren und inneren Haarzellen zur Folge. Dies führt auch zur Dauerkontraktion der äußeren Haarzellen und der vestibulären Zellen. Kalium paralysiert also die auditorische und vestibuläre mechanoelektrische Transduktion [29, 30]. Dadurch werden Schwindelbeschwerden und Hörstörungen während des Anfalles erklärt. Die Kontraktion der Haarzellen führt aber auch zu einer Abkopplung der Tektorialmembran. Diese Abkopplung der Stereozilien von der Tektorialmembran hat Bewegungen der Haarbündel zur Folge, die von der Brown-Molekularbewegung erzeugt werden und zum Tinnitus beitragen.

2.6 Zusammenfassung

Die kritische Auseinandersetzung mit dem Begriff des „Morbus Menière" basierte auf den eigenen klinischen Beobachtungen und dem eingehenden Literaturstudium.

Multifaktorielle Pathomechanismus

Die einleuchtenste Erklärung für die hohe Variabilität des Krankheitsbildes und dem multifaktoriellen Pathomechanismus liefern die immunologischen Vorstellungen vom Ablauf der Erkrankung.

Sollten künftige wissenschaftliche Erkenntnisse dazu führen, daß dem Morbus Menière einheitlich immunologische Reaktionen zugrunde liegen, so wäre der Begriff „Morbus Menière" in seiner ursprünglichen Verwendung gerechtfertigt; solange dies aber nicht geklärt ist, sollte man korrekterweise nur von einem Menière-Symptomenkomplex oder Menière-Syndrom sprechen, was auch der Beschreibung von Prosper Menière am ehesten entsprechen würde.

Literatur

1. Arnold W, Pfaltz R, Altermatt JH (1985) Evidence of serum antibodies against inner ear tissues in the blood of patients with certain sensineural hearing disorders. Acta Otolaryngol 99:437-444
2. Arnold W, Altermatt HJ, Gebbers JO, Pfaltz CR (1985) Zur Frage der Immunpathologie des Innenohres. Laryngo-Rhino-Otologie 64:1-8
3. Crowe SJ (1938) Menière disease. Medicine 17:1-36
4. Dix MR, Hallpike CS, Hood JP (1948) Observations upon the loudness recruitment phenomenon with expecid reference of the different diagnosis of disorders of the internal ear und VIII nerve. J Laryngol Otol 62:671-686
5. Feldmann H (1993) Die Geburt einer Krankheit, dargestellt am Beispiel des Morbus Menière. Laryngorhinootologie 72:1-8
6. Garrignes HP, Carmona E et al. (1995) Circulating auto-antibodies in Menières disease. Ann Otolaryngol Chir Cevicofac 112:225-228
7. Gruber J (1895) Über Morbus Menière. Mschr Ohrenheilk 29:181-184
8. Häusler R, Arnold W, Schifferli J (1989) Immune complex deposits in the membranous labyrinth of patients with endolymphatic hydrops. Symp on Menière's Disease ed by JB Nadol (1989). Kugler u. Ghedini Public, Amsterdam Berkeley Milano 193-197
9. Hallpike CS, Cairns H (1938) Observations on the pathology of Menière's syndrom. J Laryng 53:625-654
10. Helms J, Steinbach E (1975) Zur pathologischen Anatomie des Morbus Menière. Arch Ohr, Nas, Kehlk Heilk 210:357-359
11. Helms J (1985) Die chirurgische Therapie des Morbus Menière. Arch Otorhinolaryngol Suppl 67-118
12. Jahnke K (1981) Permeability barriers of the inner ear in respect of the Menière attack. In: Menière's disease. Vosteen et al. (eds). Thieme, Stuttgart 67-74
13. Kaschke O, Meyer ED, Gerhardt HJ (1990) Verlauf der Menièreschen Erkrankung. Laryngorhinootologie 69:405-412
14. Kitahara M (1990) Menière's Disease. Springer, Berlin
15. Kimura RS, Schuknecht HT (1965) Membraneous hydrops in the inner ear of the guinea pig after obliteration of the endolymphatic sac. Pract Otorhinolaryngol 27:343-354
16. Lange G (1977) Die intratympanale Behandlung des Morbus Menière mit otoxischen Antibiotika. Laryng Rhinol 56:409-416
17. Matsunga T, Haruda T (1989) Clinical and experimental studies on the anaphylatoxin as etiologic factor of Menière's disease. Symp on Menière's Disease ed by Nadol JB. Kugler u. Ghedini Public, Amsterdam Berkeley Milano 49-54
18. Menière P (1861) Mémoire sur les lésions de l'oreille interne donnant lieu à des symptômes de congestion cérérale apoplectiforme. Gaz Méd Paris, 12 Septembre 597-601
19. Morgenstern C (1985) Pathophysiologie. Klinik und konservative Therapie der Menièreschen Erkrankung. Arch Otorhinolaryngol (Supp):1-66
20. Morgenstern C (1995) Pathophysiologie der Menière-Erkrankung. HNO 43:523-524
21. Myging SH, Dederding D (1938) The diagnosis and treatment of Menière's disease. Ann Otol Rhinol Laryngol 47:768-774
22. Paparella MM (1985) The cause and pathogenesis (endolymphatic malabsorption) of Menière's disease and ist symptoms. Acta Otolaryng (Stockh) 99:445-451
23. Shambaugh GE, Knudsen VO (1923) Report of an investigation of ten cases of diplacusis. Trans Am Otol Soc 16:397-401
24. Stahle J, Bergmann B (1967) The caloric reaction in Ménière disease. Larnygoscope 77:1629-1632
25. Stoll W, Matz DR, Most E (1992) Schwindel und Gleichgewichtsstörungen. 2. Aufl. Thieme, Stuttgart New York
26. Tonndorf J (1970) Acute cochlear disorders: the combination of hearing loss, recruitment, poor speed discrimination and tinnitus. Ann Otol 89:353-358
27. Yamakawa K (1938) Über pathologische Veränderungen bei einem Menière-Kranken. J Otolaryngol Soc Jpn 2310-2312
28. Wei NR, Giebel W, Helms J (1992) Immunhistochemie am Ganglion Scarpae und an der Crista ampullaris von Menière-Patienten. Laryngorhinologie 71:22-26
29. Zenner HP, Gitter AH (1989) Transduktions- und Motorstörungen cochleärer Haarzellen bei M. Menière and Aminoglycosidschwerhörigkeit. Laryngorhinootologie 68:52-56
30. Zenner HP (1986) K^+induced motility and depolarization of cochlear hair cells: direct evidence for a new pathophysiological mechanism in Menière's disease. Arch Otorhinolaryngol 243:108-111

Leitsymptome beim Akustikusneurinom

C.-T. Haid

KAPITEL 3

Leitsymptome beim Akustikusneurinom

C.-T. HAID

3.1 Einleitung

Das *Akustikusneurinom* (AKN) ist ein benigner Tumor. Etwa 8-10% aller intrakraniellen, raumfordernden Prozesse und 80-90% aller Kleinhirnbrückenwinkeltumore erweisen sich histologisch als Akustikusneurinom.

Zahlreiche Namen existieren für diese Geschwulst: Schwannom, Neurilemmom oder Neurofibrom, um nur einige zu nennen. Der meist gebräuchlichste Ausdruck ist Akustikusneurinom. Da jedoch dieser Tumor gewöhnlich vom VIII. Hirnnerven ausgeht, wäre der Ausdruck Oktavusneurinom treffender. Noch passender wäre der Begriff Vestibularisneurinom, da die meisten dieser Geschwülste ihren Ausgang vom Gleichgewichtsnerven haben.

Vestibularisneurinom als passenderer Begriff

3.2 Symptomatik

3.2.1 Frühsymptome

Zu diesen zählen Hörverlust und Tinnitus, seltener Schwindel durch N. vestibularis-Schaden

Die Symptome eines Erkrankten mit einem Akustikusneurinom hängen oft von der Größe des Tumors ab. Als Frühsymptome imponieren in der Regel nur Beschwerden von seiten des N. vestibulocochlearis (Hörverlust, Tinnitus und Schwindel) als Hinweis auf eine kleine Geschwulst. Ein Warnsignal für den Arzt ist jeder vor allem einseitige Hörverlust (in 80-90% der Fälle). Meist entsteht als Erstsymptom bzw. Leitsymptom eine progrediente Gehörbeeinträchtigung auf der erkrankten Seite, vielfach kombiniert mit einem Ohrensausen (75%). In zahlreichen Fällen kann der Hörverlust auch plötzlich wie beim akuten Hörsturz auftreten (15%). Nach einer Infusionstherapie kann sich hierbei das Hörvermögen trotz Vorliegen eines Tumors sogar bessern. Zu einem recht geringen Prozentsatz treten Fluktuationen des Hörvermögens wie bei Morbus Menière auf (5%). Bemerkenswert ist die Tatsache, daß viele Personen ihre Hörstörung nicht wahrnehmen oder erst zufällig bemerken (z. B. beim Telefonieren, im Rahmen einer Routineuntersuchung). Es kann in seltenen Fällen vorkommen, daß kein subjektiver und auch kein objektiver Hörverlust, sondern nur ein Tinnitus und/oder Schwindel vorliegt. Über Schwindel als Erstsymptom klagen überraschenderweise recht wenige Patienten (15%).

Abhängigkeit der Symptome von der Größe des Tumors

Dies kommt höchstwahrscheinlich dadurch zustande, daß das Akustikusneurinom im allgemeinen sehr langsam wächst. Dadurch kann es allmählich zu einer vestibulären Kompensation kommen ohne nennenswertes subjektives Schwindelgefühl. Oft erst nach näherem Befragen geben die Erkrankten zu, ein geringes Unsicherheitsgefühl, insbesondere in der Dunkelheit oder nach raschen Körperbewegungen, zu verspüren. Der Schwindel kommt oft erst einige Zeit nach dem Erstsymptom (Hörverlust) hinzu. Dies kann dann der Auslöser sein, überhaupt den Arzt aufzusuchen. Manchmal können bei kleinen Neurinomen Ohrenstechen oder periaurikuläre Schmerzen als zusätzliche Symptome vorhanden sein (Haid 1990, Haid et al. 1992).

Wenige Patienten klagen über Schwindel als Erstsymptom

3.2.2 Spätsymptome

Folgende Symptome sind Hinweise für einen größeren Tumor:

- Nachbarsymptome von seiten anderer Hirnnerven (z. B. Sensibilitätsstörungen auf der erkrankten Gesichtshälfte infolge einer Trigeminusbeteiligung, Gesichtsnervenlähmung durch eine Fazialisparese, Schluckstörung und Heiserkeit durch Läsion des N. IX und N. X, Doppelbilder durch eine Abduzensparese auf der Tumorseite).
- Beschwerden durch Druckwirkung der Geschwulst an Pons, Cerebellum und der Medulla oblongata (z. B. Gleichgewichtsstörungen mit statischen und dynamischen Koordinationsstörungen, zerebelläre Ataxie, Kopfschmerzen).
- Fernwirkungen (Verschwommensehen infolge Stauungspapille, Herzrhythmusstörungen, Einklemmungserscheinungen). Im Falle eines großen Tumors stellen sich allmählich Kopfschmerzen ein. Manchmal stellt sich trotz einer raschen Diagnoseerkennung unmittelbar nach den ersten Symptomen doch schließlich ein großes Neurinom heraus. Es kann nämlich vorkommen, daß das Erstsymptom (z. B. plötzlicher Hörverlust) erst entsteht, wenn die Geschwulst bereits eine beträchtliche Größe erreicht hat (Haid 1990).

Das Akustikusneurinom befällt etwas bevorzugt das weibliche Geschlecht und oft Personen des mittleren Lebensalters. Eine Seitenbevorzugung besteht nicht. Neurinome des VIII. Hirnnerven kommen relativ häufig vor. Stewart et al. (1975) fanden unter fortlaufenden Felsenbeininspektionen an Leichen immerhin in 0,9%, Leonhard und Talbot (1970) in 0,5% und Hardy und Crowe (1936) sogar in 2,4% und Eckermeier et al. (1979) in 1,7% ein Neurinom. In etwa 5% der Fälle kann das Akustikusneurinom auf beiden Seiten auftreten, in der Regel als Neurofibromatosis v. Recklinghausen. Es handelt sich hierbei um eine Aberration des Chromosoms 22.

Akustikusneurinom auf beiden Seiten als Neurofibromatosis v. Recklinghausen selten

Die Neurinome des VIII. Hirnnerven haben in der Regel ihren Ausgangspunkt vom Vestibularisnerven, insbesondere vom unteren, seltener vom oberen, und nur ausnahmsweise vom oberen, und nur ausnahmsweise vom Hörnerven selbst. In seltenen Fällen kann auch der N. facialis der Ausgangspunkt für ein Neurinom sein (Henschen, 1916). Die Zone (zentrales Segment) des Übergangs der Neuroglia auf die Schwann-Scheide befindet sich am Gleichgewichtsnerven im Gegensatz zum N. facialis oder den anderen Hirnnerven recht weit nach lateral, durchschnittlich etwa 10 mm (6–15 mm, Lang, 1992), im allgemeinen noch innerhalb des knöchernen begrenzten inneren Gehörgangs.

Der Tumor beginnt, intrameatal zu wachsen

Der Tumor beginnt, zunächst intrameatal zu wachsen. Aus der Topographie des Akustikusneurinoms werden die Frühsymptome somit leicht erklärbar. Als Warnsignal beginnt in den meisten Fällen infolge Druckwirkung am Hörnerven und an den Gefäßen innerhalb des Meatus acusticus internus ein Hörverlust mit oder ohne Tinnitus. Der Hörnerv ist der empfindlichere Nerv am inneren Gehörgang und reagiert auf mechanischen Druck viel sensibler als der Gesichtsnerv. Obwohl die Geschwulst ihren Ausgangspunkt vom Gleichgewichtsnerven hat, wird in der Regel zunächst kein oder nur ein geringer Schwindel als Erstsymptom verursacht. Dies hängt damit zusammen, daß es infolge des langsamen Tumorwachstums zu einer vestibulären Kompensation kommt. Später, oft erst nach vielen Jahren, wächst das Oktavusneurinom mehr und mehr von lateral nach medial in Richtung Kleinhirnbrückenwinkel und ist dann für die aufkommenden Spätsymptome verantwortlich.

Die Neurinome gehen von den Schwann-Zellen bzw. dem Perineurium aus. Sie sind mit einer Tumorkapsel umgeben und enthalten noch Kollagen und retikuläres Bindegewebe. Sie besitzen ein grau- bis gelb-rosa-farbenes

Aussehen. Man unterscheidet mikroskopisch das Neurinom vom Typ Antoni A und Antoni B. Beim ersten Typ ist das Bindegewebe mehr kompakt mit verlängerten Spindelzellen und Eingliederung der Zellkerne in typische Palisadenkonfigurationen. Beim Zweiten imponiert mehr ein lockeres Bindegewebe mit Kernpolymorphie, oft mit spongiöser oder zystischer Formation.

3.3 Diagnostik

Als Differentialdiagnosen (Tabelle 3.1) des Akustikusneurinoms können folgende Erkrankungen aufgezählt werden: Kleinhirnbrückenwinkeltumoren (z. B. Meningiom, Arachnoidalzyste, genuines Cholesteatom, Metastase, Aneurysma, Epidermoid, Gefäßprozeß, Fazialisneurinom, Teratom, epitheliale Zyste, Hämangiom, Plexuspapillom), Tumoren der hinteren Schädelgrube (z. B. Astrozytom, großer Glomus jugulare Tumor), Geschwulst im inneren Gehörgang (z. B. Hämangiom), Felsenbeintumoren (z. B. Glomus jugulare Tumor, Osteom, Cholesteringranulom, Cholesteatom, Sarkom- oder Karzinom des Felsenbeines), akuter Hörsturz, cochleovestibuläre Insuffizienz (idiopathisch, infektiös, posttraumatisch, vaskulär, zervikal oder durch eine Gefäßschlinge). Recht selten stellt sich die klassische Form des Morbus Menière schließlich doch als ein Akustikusneurinom heraus. In vereinzelten Fällen kann sogar eine Encephalomyelitis disseminata eine Kleinhirnbrückenwinkelsymptomatik hervorrufen.

Tabelle 3.1. Differentialdiagnosen des Akustikusneurinoms

A.	**Erkrankungen mit Hör- und/oder Schwindelsymptomatik**
1.	Akuter Hörsturz
2.	Cochleovestibuläre Insuffizienz (idiopathisch, infektiös, posttraumatisch, toxisch, vaskulär, zervikal, durch neurovaskuläre Kompression)
3.	Arachnoiditis
4.	M. Menière (relativ selten)
5.	Encephalomyelitis disseminata (sehr selten)
B.	**Raumfordernder Prozeß im inneren Gehörgang**
1.	Intrameatales Akustikusneurinom
2.	Hämangiom
3.	Gefäßprozeß
4.	Arachnoiditis
C.	**Kleinhirnbrückenwinkeltumoren**
1.	Akustikusneurinom
2.	Meningiom
3.	Fazialisneurinom
4.	Arachnoidalzyste
5.	Genuines Cholesteatom
6.	Lipom
7.	Gefäßprozeß
8.	Metastase
D.	**Tumoren der hinteren Schädelgrube**
1.	Astrozytom, Spongioblastom
2.	Medulloblastom
3.	Ependymom
4.	Hämangioblastom
5.	Glioblastom (intrapontin)
E.	**Felsenbeintumoren**
1.	Cholesteatom
2.	Glomus jugulare Tumor
3.	Langerhanszell-Histiozytose
4.	Osteom
5.	Chondrom
6.	M. Paget
7.	Cholesteringranulom
8.	Karzinom, Sarkom oder Lymphom des Felsenbeins

Die frühe Symptomatik erfordert eine eingehende neurootologische Diagnostik

Die erwähnte hauptsächliche und frühe Symptomatik des Oktavusneurinoms (Hörverlust, Tinnitus und Schwindel) erfordert eine eingehende neurootologische Diagnostik, an deren Ende ggf. ein MRI stehen muß.

3.4 Methodik

3.4.1 Tonschwellenaudiogramm

Nachdem eine exakte Anamnese und ein HNO-Status mit einem mikrootoskopischen Befund erfolgte, muß bei einer Hörstörung zunächst ein *Tonschwellenaudiogramm* angefertigt werden.

Es resultiert im Tonschwellenaudiogramm bei einem Patienten mit einem Akustikusneurinom ein sensorineuraler Hörverlust auf der erkrankten Seite, wobei alle Typen von Hörkurvenverläufen möglich sind. Der sensorineurale Hörverlust imponiert im Tonschwellenaudiogramm in vielen Fällen als Hochtonabfall, ganz selten als Tieftonverlust. Alle Schweregrade vom geringgradigen bis schwergradigen Hörverlust oder gar Taubheit auf der Tumorseite sind möglich. Daraus kann im allgemeinen keine Aussage über die Größe des raumfordernden Prozesses getroffen werden.

Die überschwellige Audiometrie – z. B. der SISI- oder Carhart-Test – sind nur zu etwa 50% zuverlässige Hörprüfmethoden zum Nachweis einer retrocochleären Hörstörung. Der Stapediusreflex kann vielfach pathologisch ausfallen.

3.4.2 Hirnstammaudiometrie

Hirnstammaudiometrie als sehr wertvolle Untersuchungsmethode für die Frühdiagnostik

Die wichtigste audiometrische Untersuchungsmethode stellt die Hirnstammaudiometrie (BERA = Brainstem Evoked Response Audiometry) dar. Die *Hirnstammaudiometrie*, bei der Potentiale durch elektrisch erzeugte akustische Impulse abgeleitet werden, stellt eine sehr wertvolle Untersuchungsmethode für die Frühdiagnostik des Akustikusneurinoms dar (Berg et al. 1984, Selters und Brackmann 1977, Lehnhardt und Samii 1982). Bei der Hirnstammaudiometrie entstehen normalerweise typische Potentialkomplexe. Ihre Amplituden und die Latenz sind auf der Seite des Neurinoms in der Regel reduziert und verlängert. Diese Methodik ist jedoch nur durchführbar, wenn die Hörschwelle auf der erkrankten Seite nicht schlechter als 60 oder 70 dB gemessen wird. Bei einer Taubheit ist sie nur praktikabel zur Ableitung von kontralateralen Potentialen, die ebenfalls verändert sein können im Falle eines großen Kleinhirnbrückenwinkeltumors.

3.4.3 Röntgenroutineaufnahmen

Die *Röntgenroutineaufnahmen* nach Stenvers liefern nach unserer Erfahrung nur in etwa 60% der Fälle zuverlässige Hinweise für das Vorliegen eines Akustikusneurinoms. Die Aussagekraft dieser Aufnahmen zur Darstellung der inneren Gehörgänge und der Pyramidenoberkanten zum Nachweis eines Akustikusneurinoms wird allgemein sehr oft überschätzt. Nur ein positiver Befund, d. h. ein röntgenologisch erkennbarer Unterschied der beiden inneren Gehörgänge ist von nützlichem Wert.

Tabelle 3.2. Vestibuläre Kleinhirnbrückenwinkelsymptomatik*

1. Pathologischer Nystagmus in der Lageprüfung
2. Kalorische Seitendifferenz
3. Störung der vestibulospinalen Reflexe
4 Spontannystagmus
5. Gestörte Blickmotorik (abhängig von der Größe)
6. Blickrichtungsnystagmus (abhängig von der Größe)
7. Hirnnervenläsionen (abhängig von der Größe)
8. Gestörter Nackenreflex (nur bei sehr großer Raumforderung)

* In Reihenfolge der zu erwartenden Häufigkeit von pathologischen Befunden; oft Kombination der Resultate 1–7

3.4.4 Gleichgewichtsprüfung

Die *Gleichgewichtsprüfung* stellt in der Frühdiagnostik ein sehr wichtiges Bindeglied dar. Es besteht eine große Diskrepanz zwischen den subjektiv geäußerten Schwindelbeschwerden des Patienten und den vorgefundenen objektiven pathologischen vestibulären Ergebnissen. Bis auf wenige Ausnahmen fanden wir sonst immer in der Gleichgewichtsprüfung pathologische vestibuläre Befunde, die nach unserer Auffassung typisch für ein Akustikusneurinom sind. Zu Beginn imponieren die Zeichen einer peripher-vestibulären Läsion. Später bei Größenzunahme des Tumors kommen zentral-vestibuläre Zeichen, bzw. eine vestibuläre Kleinhirnbrückenwinkelsymptomatik hinzu (Tabelle 3.2).

Große Diskrepanz zwischen den subjektiv geäußerten Schwindelbeschwerden und den vorgefundenen objektiven pathologischen vestibulären Ergebnissen

Ein Spontannystagmus kann bei Patienten mit einem Akustikusneurinom in etwa der Hälfte der Fälle vorkommen. Falls ein Blickrichtungsnystagmus (zentral-vestibuläre Läsion) erscheint, häufig als Bruns-Nystagmus, stellt dies bereits den Hinweis für das Vorliegen eines großen Akustikusneurinoms dar, mit Druckwirkung am Stammhirn und Kleinhirn.

3.4.5 Lageprüfung

Als die empfindlichste Teiluntersuchung in der Vestibularisprüfung zur Frühdiagnostik des Akustikusneurinoms stellt sich zusammen mit der Tonschwellenaudiometrie die *Lageprüfung (Lage- oder Lagerungsprüfung)* heraus (Haid 1981, 1990; Haid et al. 1992, 1997). In nahezu 90% der Fälle kann mit Hilfe dieser Untersuchung ein Lage- oder Lagerungsnystagmus objektiviert werden, entweder mit Hilfe der Leuchtbrillenuntersuchung oder mit Hilfe des ENG. Im ENG muß man jedoch unterscheiden zwischen einem möglicherweise physiologisch vorkommenden Nystagmus. Der sogenannte benigne paroxysmale Lagerungsnystagmus kommt bei einem Patienten mit einem Akustikusneurinom äußerst selten vor (>1%).

Die empfindlichste Teiluntersuchung ist die Lage- oder Lagerungsprüfung

Die Blickmotorik funktioniert bei Erkrankten mit einem kleinen Neurinom in der Regel immer normal. Dagegen ist sie bei den größeren Kleinhirnbrückenwinkeltumoren meist pathologisch, als Hinweis für eine mechanische Tangierung der zentral-vestibulären Bahnen.

Die vestibulospinalen Reflexe, die mit Hilfe des Romberg-Stehversuches, des Unterberg-Tretversuches und des Blindganges geprüft werden können, oder besser mit Hilfe der Posturographie, sind infolge der nun vorliegenden Tonusdifferenz zwischen dem linken und rechten vestibulären System oft eingeschränkt. Sehr große Kleinhirnbrückenwinkeltumore können sogar eine statische und dynamische Ataxie verursachen. Die Patienten können dann auch unter Umständen einen sog. gestörten Nackenreflex aufweisen (Haid 1990).

In der Rotationsprüfung oder in der Stuhlpendelung zeigt sich, je nach Ausmaß der Tonusdifferenz oder Funktion der vestibulären Kompensation, ein mehr oder weniger ausgeprägtes Richtungsüberwiegen des Nystagmus.

3.4.6 Kalorische Prüfung

Die *kalorische Prüfung* stellt auch eine wichtige Teiluntersuchung in der Gleichgewichtsprüfung zur Frühdiagnostik des Akustikusneurinoms dar. In etwa 80% der Fälle zeigt sich auf der Tumorseite ein kalorisches Defizit in Form einer Unter- oder Unerregbarkeit. Oft ist eine Relation der Erregbarkeit in Abhängigkeit zur Tumorgröße (Haid 1990, Bergenius et al. 1989, Hahn et al. 1992) zu beobachten.

Etwa 40% der kleineren Tumore können eine völlig seitengleiche und normale Erregbarkeit aufweisen. Bei diesen Patienten kann man aber in der Regel in der Lageprüfung trotzdem einen Lage- oder Lagerungsnystagmus provozieren.

Die größere Empfindlichkeit der Lageprüfung gegenüber der kalorischen Prüfung scheint zwei Ursachen zu haben:

1. Die Lageprüfung verursacht einen schwellennahen Minimalreiz und die herkömmlich durchgeführte kalorische Prüfung einen Maximalreiz.
2. Die Lageprüfung kann alle drei Bogengänge, das Otolithensystem, den oberen und unteren Gleichgewichtsnerv und höhere, mehr zentral gelegene Vestibularisbahnen aktivieren. Die kalorische Stimmulation reizt dagegen ausschließlich den horizontalen Bogengang und damit nur den N. vestibularis superior. Die meisten Neurinome gehen jedoch vom N. vestibularis inferior aus. Diese sind höchstwahrscheinlich die Gründe für die höhere Empfindlichkeit (Sensibilität) und damit bedeutsamere Aussagekraft der Lageprüfung (Lage- oder Lagerungsprüfung) gegenüber der kalorischen Untersuchung insbesondere bei den kleineren Neurinomen. Wichtig zu erwähnen ist die Tatsache, daß bei kleinen Akustikusneurinomen die Hirnnervenfunktionsprüfung (N. trigeminus, N. facialis und die kaudalen Hirnnerven) keine Läsion zeigen.

Die Ergebnisse in der Audiologie (einseitige sensorineurale Hörstörung mit verlängerter Hirnstammlaufzeit) zusammen mit den Ergebnissen in der Vestibularisprüfung (pathologisches Ergebnis in der Lageprüfung und/oder kalorisches Defizit) ergeben schließlich den Anstoß zur Durchführung von bildgebenden Verfahren zum endgültigen Nachweis oder Ausschluß eines tumorösen Prozesses als Ursache der Beschwerden und objektiven Befunden. In den letzten Jahren ist die kranielle Computertomographie (CT) von der Kernspintomographie (MRI = Magnetic-Resonanz-Imaging) mehr und mehr verdrängt worden.

3.4.7 Kernspintomographie

Die Kernspintomographie ist unverzichtbar

Die *Kernspintomographie* stellt eine unverzichtbare Untersuchungsmethodik zum Nachweis von Kleinhirnbrückenwinkeltumoren dar. Damit besteht auch die Möglichkeit sehr kleine Neurinome, insbesondere nach i. v.-Gabe von Gadolinium-DTPA, nachzuweisen. Mit Hilfe der Kernspintomographie können recht exakte Zuordnungen über die Tumorgröße und über die histologische Differenzierung getroffen werden.

Die Computertomographie und Kernspintomographie sind jedoch kostenintensiv und nicht ohne längere Wartelisten überall zugänglich. Aus diesem

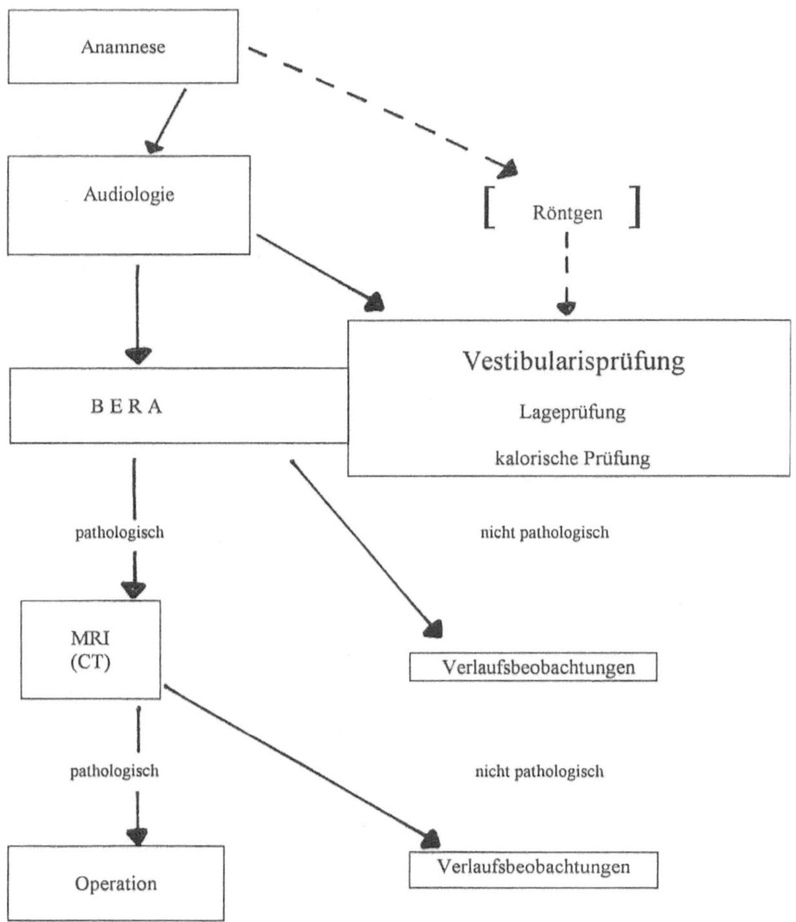

Abb. 3.1. Diagnostische Vorgehen zur Frühdiagnostik des Akustikusneurinoms

Grund muß eine richtige Indikation zu den beiden neuroradiologischen Untersuchungsverfahren getroffen werden (Abb. 3.1).

Das Ziel der Frühdiagnostik besteht darin, möglichst ein kleines Oktavusneurinom zu erkennen, denn dies hat für die operative Behandlung wichtige Vorteile:

1. Geringes Operationsrisiko
2. Schonung von Hirnnerven
3. Totalexstirpation des Tumors
4. Möglichkeit der Gehörerhaltung auf der operierten Seite.

3.4.8
Exstirpation des Akustikusneurinoms

Existenz unterschiedlicher otoneurochirurgischer Zugänge zur Exstirpation des Akustikusneurinoms

Es existieren unterschiedliche otoneurochirurgische Zugänge zur Exstirpation des Akustikusneurinoms: der *subokzipitale Zugang* (Dandy 1925, Samii und Penkert 1984, Fahlbusch et al. 1991), der *translabyrinthäre Zugang* (House 1961, Glasscock et al. 1986, Tos und Thomsen 1982, Sterkers et al. 1984, Draf 1994), der *retrosigmoidale Zugang* (Sterkers 1980) und der *transtemporale Zugang* (House 1961, Fisch 1970, Kanzaki et al. 1977, Wigand et al. 1982, Haid und Wigand 1992, Haid et al. 1996).

Als die Methode der Wahl kann zur Exstirpation von Tumoren des N. VIII, zur Neurektomie des N. vestibularis (Patienten mit Morbus Menière und uner-

erweiterter transtemporaler Zugang vorteilhaft

Intraoperatives Monitoring

Kleine und mittelgroße Neurinome können gefahrlos herausoperiert werden

und der Hirnstammaudiometrie eine exakte Vestibularisprüfung mit Hauptaugenmerk auf die Lageprüfung (Lage- und Lagerungsprüfung), aber auch auf die kalorische Prüfung durchgeführt werden. Daraus folgen schließlich die Indikationen zur bildgebenden Diagnostik wie die Kernspintomographie (Abb. 3.1). Wird hier ein Akustikusneurinom aufgedeckt, so ist es ratsam, den Tumor auf dem erweiterten transtemporalen Zugang über die mittlere Schädelgrube zu operieren.

Literatur

1. Berg M, Fischermeier J, Hoth S, Haid C-T (1984) Selektivität und Spezifität der hirnstammaudiometrie - eine Fallstudie an verschiedenen Krankheitsbildern. Arch HNO Suppl 2:117
2. Bergenius J, Magnusson M (1989) The relationship between caloric response, oculomotor dysfunction and size of cerebellopontine angle tumours. Acta Oto-Laryngol (Stockh) 106:261
3. Brackmann DE (1979) Middle cranial fossa approach. In: Acoustic tumours, vol. I. Diagnosis. S 77. University Park Press, Baltimore
4. Cushing H (1935) Intracranial tumours. III Charles C. Thomas, Springfield
5. Dandy WF (1925) An operation for the total removal of cerebello-pontine (acoustic) tumours. Surg Gynecol Obstet 16:129
6. Eckermeier L, Pirsig W, Müller D (1979) Histopathology of 30 non-operated acoustic schwannomas. Arch Otorhinolaryngol 222:1
7. Draf W (1994) Tumoren des Innenohres und des Felsenbeins. In: Oto-Rhino-Laryngologie in Klinik und Praxis (Hrsg.: Naumann HH et al. S 841). Thieme, Stuttgart
8. Fahlbusch R, Strauss C, Romstöck C (1991) The advantage of intraoperative monitoring in acoustic neurinoma surgery. In: Vestibular diagnosis and neuro-otosurgical management of the skull base. Haid C-T, ed Demeter, Gräfelfing
9. Fisch U (1970) Transtemporal surgery of the internal auditory canal. Arch. Otolaryngol 17:203
10. Glasscock ME, Kveton JF, Jackson CG, Levine SC, McKennan KX (1986) A systematic approach to the surgical management of acoustic neuroma. Laryngoscope 96:1088
11. Hahn A, Schneider D, Haid CT, Claussen CF (1992) Neurootological considerations for diagnosis of acoustic neurinomas. Barany Society, Prag
12. Haid C-T (1990) Vestibularisprüfung und vestibuläre Erkrankungen - Ein Leitfaden für Praxis und Klinik zur Diagnostik und Therapie von Schwindel und Gleichgewichtsstörungen, Springer, Berlin
13. Haid C-T, Wigand ME (1992) Advantages of the Enlarged Middle Cranial Fossa Approach in Acoustic Neurinoma Surgery. Acta Otolaryngol (Stockh) 112:387
14. Haid C-T, Christ P, Wolf SR, Wigand ME (1992) Clinical Suspicion of an Acoustic Neuroma. In: (Hrsg.: Tos M, Thomsen J) Acoustic Neuroma. Kugler Public, Amsterdam 39
15. Haid C-T, Wigand ME, Wolf SR, Berg M (1996) Function - Preserving Surgery of Acoustic Neuromas via the Enlarged Middle Cranial Fossa Approach. In: Acoustic Neuroma and Skull Base Surgery. Editors: Sterkers JM, Charachon R, Sterkers O (eds) Kugler Publications, Amsterdam New York 235
16. Haid C-T (1996) Vortrag auf der EUFOS in Budapest Juni 1996
17. Haid C-T, Hofferberth B, Hortmann G (1997) Schwindel- und Gleichgewichtsstörungen - ein neurootologischer Leitfaden, Ullstein Mosby
18. Hardy M, Crowe SC (1936) Early asymptomatic acoustic tumours. Report of six cases. Arch Surg 32(2):292
19. Henschen F (1916) Zur Histologie und Pathogenese der Kleinhirnbrückenwinkeltumore. Arch Psychiatr Nervenkr 56:20
20. House WF (1961) Surgical exposure of the internal auditory canal and its content through the middle cranial fossa. Laryngoscope 71:1963
21. Kanzaki J, Kawase T, Sano K, Shiobara R, Tojy S (1977) A modified extended middle cranial fossa approach for acoustic tumours. Arch Otorhinolaryngol 217:119
22. Lang J (1992) Klinische Anatomie des Ohres. Springer Verlag, Wien New York
23. Lehnhardt E, Samii M (1982) Neurootologische Diagnostik der Tumoren der hinteren Schädelgrube - verzögerte akustische evozierte Potentiale auch auf der Gegenseite. Laryngol Rhinol Otol 62:501
24. Lenarz Th, Ernst A (1994) Intraoperative Facial Nerve Monitoring in the Surgery of Cerebellopontine Angle Tumors: Improved Preservation of Nerve Function. ORL 56:31
25. Leonhard J, Talbot M (1970) Asymptomatic acoustic neurilemmoma. Arch Otolaryngol 91:117
26. Leksell L (1971) A note on the treatment of acoustic tumours. Acta Chir Scand 137:763
27. Norén G, Arnst J, Hinmarsh T, Hirsch A (1988) Stereotactic radiosurgical treatment of acoustic neurinomas. In: Modern stereotactic neurosurgery. Lunsford LD (ed) S 481. Martinus Nijhoff Publ., Boston Dordrecht Lancester
28. Samii M, Penkert G (1984) Gesichtsnerven- und Hörfunktionserhaltung bei mikrochirurgischen Akustikusneurinom-Operationen. Acta Neurol 11:39

29. Selters W, Brackmann D (1977) Acoustic tumours detection with brainstem electric response audiometry. Arch Otolaryngol 103:181
30. Sterkers JM (1980) Removal of bilateral and unilateral acoustic tumours with preservation of hearing: The Ear II. S 269. Aesculapius, Birmingham Alabama
31. Stewart TJ, Liland J, Schuknecht HF (1975) Occult schwannomas of the vestibular nerve. Arch Otolaryngol 101:91
32. Tos M, Thomsen J (1982) The price of preservation of hearing in acoustic neuroma surgery. Ann Otol Rhinol Laryngol 91:240
33. Wigand ME, Haid C-T, Berg M, Rettinger G (1982) The enlarged transtemporal approach to the cerebello-pontine angle; technique and indications. Acta Otorhinolaryngol (Ital) 2:571
34. Wolf SL, Schneider W, Hofmann M, Haid C-T, Wigand ME (1993) Intraoperatives Monitoring des Fazialisnervs bei der transtemporalen Chirurgie des Akustikusneurinoms. HNO 41:179

„Leitsymptom Dauerschwindel“ infolge maligner Kleinhirnbrückenwinkeltumoren

B. Hustert und W. Stoll

KAPITEL 4

„Leitsymptom Dauerschwindel" infolge maligner Kleinhirnbrückenwinkeltumoren

B. HUSTERT und W. STOLL

4.1 Einleitung

Der weitaus häufigste Tumor der Kleinhirnbrückenwinkelregion ist das Akustikusneurinom. Ca. 80% aller raumfordernden Prozesse des Kleinhirnbrükkenwinkels stellen sich histologisch als Akustikusneurinome dar (Haid 1985), und unter den intrakraniellen Tumoren wird das Akustikusneurinom mit einer mittleren Häufigkeit von 8 bis 10% angegeben (Plester 1978). Ferner werden in dieser Lokalisation Meningeome und in sehr seltenen Fällen Fazialisneurinome, Lipome, Hämangiome sowie Epidermoide beschrieben.

Akustikusneurinome

Symptomatisch sind die Tumoren des Kleinhirnbrückenwinkels und insbesondere das Akustikusneurinom durch einen Hörverlust sowie Tinnitus der betroffenen Seite charakterisiert. Dabei kann der Hörverlust von dem Patienten als progredient, akut bis zur irreversiblen Ertaubung oder fluktuierend erfahren werden (Pensak et al. 1985). Obwohl das Akustikusneurinom seinen Ursprung in mehr als 90% vom Ramus vestibularis des Nervus vestibulocochlearis nimmt, wird Schwindel als Frühsymptom seltener beklagt, da in der Regel aufgrund eines relativ langsamen Tumorwachstums ein schleichender Funktionsausfall des Vestibularnervs mit zentraler Kompensation resultiert (Stennert u. Thumfart 1988).

Differentialdiagnostisch ist auch das Vorliegen eines malignen Tumors der Kleinhirnbrückenwinkelregion in Betracht zu ziehen. Brackmann und Bartels beschrieben 1980 unter dem Begriff des „malignen Kleinhirnbrückenwinkel-Syndroms" einen Symptomenkomplex, der infolge maligner Absiedelungen der Kleinhirnbrückenwinkelregion charakteristischerweise durch eine akut einsetzende Symptomatik in Form rasch fortschreitender Ertaubung, kombiniert mit anhaltenden Schwindelbeschwerden und dem Ausfall des Fazialisnervs gekennzeichnet ist. Auch weitere Hirnnerven des Kleinhirnbrückenwinkels können hierbei mitbetroffen sein. In der Mehrzahl der Fälle wurden hämatogen metastatische Absiedelungen von Mammakarzinomen, Hypernephromen, malignen Schilddrüsentumoren sowie Prostata- und Bronchialkarzinomen beschrieben (Draf 1993). Obwohl metastatische Geschehen der Kleinhirnbrückenwinkelregion selten sind, kommen sie wahrscheinlich häufiger vor, als es die Anzahl der klinischen Manifestationen vermuten läßt (Maddox 1967).

Kleinhirnbrückenwinkel-Syndrom

Am Beispiel eines Non-Hodgkin-Lymphoms sollen die besondere Klinik und die Charakteristiken der malignen Tumoren der Kleinhirnbrückenwinkelregion verdeutlicht werden.

Non-Hodgkin-Lymphom der Kleinhirnbrückenwinkelregion

4.2 Fallbeschreibung

4.2.1 Anamnese

Wir beobachteten im September 1995 den Fall einer 60jährigen Patientin, die seit vier Wochen unter der akut eingetretenen Symptomatik einer vollständigen Ertaubung des linken Ohres, begleitet von einem hochtönenden Tinnitus

Ertaubung

Anhaltender Dreh-Schwank-Schwindel

Progrediente Lähmung der linken Gesichtshälfte

von rauschender Qualität sowie einem anhaltenden Dreh-Schwank-Schwindel bei deutlicher Steh- und Gangunsicherheit litt. Eine unmittelbar nach Auftreten dieses Beschwerdekomplexes durch den Hausarzt eingeleitete rheologische Infusionstherapie sei ohne therapeutischen Erfolg verlaufen. Nach einer Woche trat unter dieser Therapie eine zügig progrediente Lähmung der linken Gesichtshälfte hinzu.

4.2.2 Präoperative Diagnostik

Surditas

Otoskopisch fand sich beidseits ein intaktes, differenziertes und pneumatisch bewegliches Trommelfell. Das *Tonschwellenaudiogramm* ließ, bei Normakusis rechts, linksseitig eine Surditas erkennen. Der *Tinnitus* wurde von rauschender Qualität angegeben, ohne daß exaktere Angaben bezüglich Vergleichsfrequenz oder -lautheit möglich waren. Die *Stapediusreflexe* waren linksseitig sowohl bei ipsi- als auch kontralateraler Stimulation nicht auslösbar. In der *Vestibularisdiagnostik* imponierte ein mittelschlägiger und mittelfrequenter

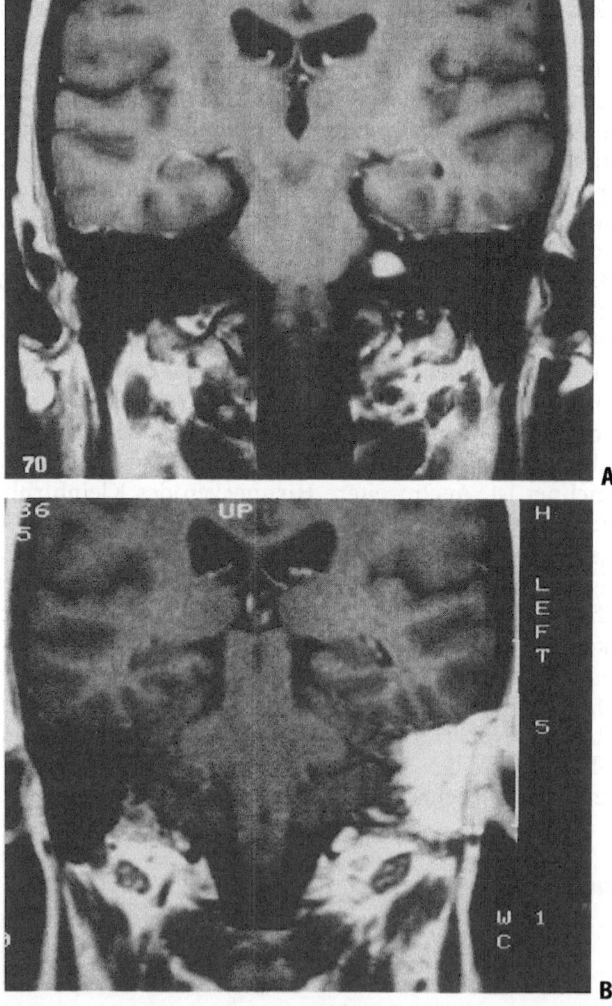

Abb. 4.1 A, B. Kontrast-angehobenes Magnetresonanztomogramm des Schädels in koronarer Schichtung. **A** Darstellung eines 1,2×0,8 cm durchmessenden, signalintensiven Tumors des Kleinhirnbrückenwinkels und des inneren Gehörganges. **B** Zustand nach translabyrinthärer Tumorresektion

Tabelle 4.1. Präoperative Diagnostik

Otoskopie	Beidseits intaktes, differenziertes und pneumatisch bewegliches Trommelfell
Tonschwellenaudiogramm	Normakusis rechts, Surditas links
Tinnitus	Wurde von rauschender Qualität angegeben, ohne daß exaktere Angaben bezüglich Vergleichsfrequenz oder -lautheit möglich waren
Stapediusreflexe	Linksseitig sowohl bei ipsi- als auch kontralateraler Stimulation nicht auslösbar
Vestibulardiagnostik	Mittelschlägiger und mittelfrequenter Spontannystagmus nach rechts. Die thermische Prüfung mittels Spülung des rechten Gehörganges mit 30° kaltem Wasser rief eine Umkehr des Spontannystagmus hervor, wobei nach Spülung des linken Gehörganges mit 44° warmem Wasser der Spontannystagmus persistierte
Nervenerregbarkeitstest des Fazialisnervs	Seitendifferenz des Schwellenwertes von 5,1 mA
MR-Schädel	Nach Kontrastmittelgabe 1,2×0,8 cm messende, scharf begrenzte, überwiegend intrameatal lokalisierte, hyperintense Signalgebung

Spontannystagmus nach rechts, der als beträchtliche Untererregbarkeit oder sogar Ausfall des linken Vestibularorgans bei Erregbarkeit des rechten gedeutet wurde. Die thermische Prüfung mittels Spülung des rechten Gehörganges mit 30° kaltem Wasser rief eine Umkehr des Spontannystagmus hervor, wobei nach Spülung des linken Gehörganges mit 44° warmem Wasser der Spontannystagmus persistierte. Im *Nervenerregbarkeitstest* des Fazialisnervs ließ sich eine Seitendifferenz des Schwellenwertes von 5,1 mA messen. Eine *kernspintomographische Schichtung* des Felsenbeins gab nach Kontrastmittelgabe eine 1,2×0,8 cm messende scharf begrenzte, überwiegend intrameatal lokalisierte hyperintense Signalgebung wieder (Abb. 4.1). Die bildgebende Diagnostik war von der eines Akustikusneurinoms nicht zu unterscheiden (Tabelle 4.1).

Spontannystagmus

Ausfall des linken Vestibularorgans

Intrameatale hyperintense Signalgebung

4.2.3 Operation

Es erfolgte die sofortige translabyrinthäre Tumorexstirpation. Intraoperativ stellte sich ein Tumor von harter Konsistenz dar, der den Nervus facialis ringförmig ummauert hatte. Dabei war der Nerv zwar in seiner Kontinuität erhalten, jedoch livide-bläulich verfärbt und in seinem intrakanalikulären Verlauf komprimiert. Nach makroskopischen Kriterien gelang unter anatomischer Erhaltung des Fazialisnervs die vollständige Auslösung des Tumors.

Tumor von harter Konsistenz

4.2.4 Histologie

Die histologische Begutachtung ließ ein dichtes neoplastisches Infiltrat blastärer lymphoider Zellen mit basophilem Zytoplasma und bläschenförmigen Kernen mit teils zentralen, teils randständigen Nukleolen erkennen (Abb. 4.2). Angesichts einer diffusen zytoplasmatischen Positivität für den B-Zell-Marker L-26 ließ sich die Diagnose eines hochmalignen, speziell eines zentroblastischen Non-Hodgkin-Lymphoms stellen.

Hochmalignes zentroblastisches Non-Hodgkin-Lymphom

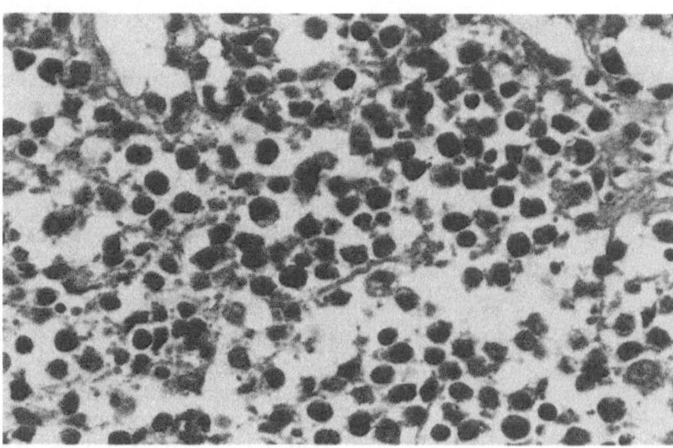

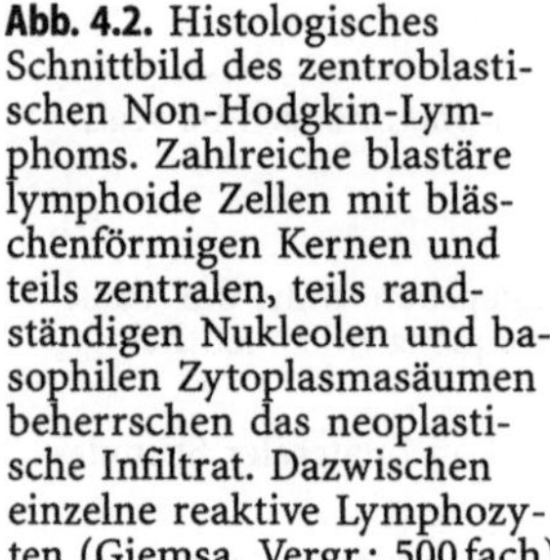

Abb. 4.2. Histologisches Schnittbild des zentroblastischen Non-Hodgkin-Lymphoms. Zahlreiche blastäre lymphoide Zellen mit bläschenförmigen Kernen und teils zentralen, teils randständigen Nukleolen und basophilen Zytoplasmasäumen beherrschen das neoplastische Infiltrat. Dazwischen einzelne reaktive Lymphozyten (Giemsa, Vergr.: 500fach)

4.2.5 Staging

Keine weitere Tumormanifestation

Die anschließende umfangreiche Staginguntersuchung (CT-Thorax; CT-Abdomen; MR-Schädel; Sonographie des Abdomens, Mediastinums und der Lymphknoten; Mammographie; Skelett-Szintigraphie; Knochenmarkstanzbiopsien; selektive Dünndarmpassage; Gastroskopie; Koloskopie) konnte keine weitere Tumormanifestation nachweisen. Sämtliche Laborparameter inklusive des Differentialblutbildes lagen im Normbereich. Auch die Liquorpunktion ergab keinerlei Auffälligkeiten.

4.2.6 Therapie

Polychemotherapie nach dem CHOP-Schema, sowie Involved-field-Radiatio mit 50 Gy Herddosis

Obwohl sich intraoperativ der Aspekt einer vollständigen Tumorresektion ergab, fiel in Anbetracht der vorliegenden Histologie die Entscheidung zur Durchführung einer adjuvanten Polychemotherapie nach dem CHOP-Schema inklusive einer einmaligen intrathekalen Methotrexat- und Alexaninstillation sowie einer „Involved-field-Radiatio" mit 50 Gy Herddosis.

4.2.7 Katamnese

Auch 21 Monate nach der Operation befindet sich die Patientin in einer kompletten Remission. Die komplette Fazialisparese blieb persistent.

4.3 Diskussion

Akut foudroyante Symptomatik

Der hier beschriebene Fall gibt eindrucksvoll die Symptomatik eines malignen Kleinhirnbrückenwinkeltumors wieder. Im Hinblick auf eine differentialdiagnostische Abgrenzung zum Akustikusneurinom kann, wie der Fall verdeutlicht, die bildgebende Diagnostik keinen zuverlässigen Beitrag leisten. Eine Abgrenzung ist jedoch stets notwendig, da im Vergleich zum Akustikusneurinom, das in aller Regel elektiv behandelbar ist, das maligne Geschehen ein sofortiges und zielgerichtetes therapeutisches Handeln erfordert. Somit ist der behandelnde Arzt in seiner Entscheidung um so mehr auf nicht bildgebende, klinische Informationen angewiesen. Wie schon Brackmann und Bartels 1980 richtig erkannten und auch dieser Fall dokumentiert, scheint somit die akut foudroyante Symptomatik in Form einer plötzlichen Ertaubung oder anhaltender Schwindelbeschwerden das entscheidende Charakteristikum der Malignität zu sein.

Eine Mitbeteiligung des Felsenbeins infolge einer malignen lymphoproliferativen Erkrankung ist als selten und pathogenetisch bisher als Spätmanifestation eines weit fortgeschrittenen, systemischen Krankheitsprozesses einzustufen. Sie tritt in Form einer Infiltration des Felsenbeins oder auch des vestibulocochleären Organs in Erscheinung und ist in der Regel zum Zeitpunkt der Diagnosestellung inkurabel. Dabei ist ein wesentliches Merkmal die überwiegend beidseitige Symptomatik (Paparella et al. 1973). Im einzelnen wurden beobachtet:

1. Eine direkte Infiltration des Labyrinths (Paparella et al. 1973).
2. Eine Einblutung in das Labyrinth infolge einer systemischen hämorrhagischen Diathese (Schuknecht et al. 1965).
3. Eine perineurale Infiltration der Nerven des inneren Gehörganges (Berlinger et al. 1980).

Unbekannte Tumorentität

Ein primäres Non-Hodgkin-Lymphom der Kleinhirnbrückenwinkelregion wurde bisher in der Literatur nicht beschrieben. Im Unterschied zu den gleicherorts lokalisierten Infiltraten im Rahmen systemisch assoziierter Non-Hodgkin-Lymphome, bei denen die Klinik und die Prognose der Erkrankung durch das meist fortgeschrittene Stadium bestimmt wird, scheint dieses isolierte Lymphom der Kleinhirnbrückenwinkelregion sowohl einen anderen klinischen Verlauf aufzuweisen als auch eine günstigere Prognose zu besitzen. Eine denkbare Deutung dieser Annahme wäre, daß es sich bei dem beschriebenen Lymphom um eine im Felsenbein bisher nicht bekannte Tumorentität handelt.

MALT-Lymphome

So weist das isolierte Auftreten dieses Lymphoms im inneren Gehörgang gewisse nosologische Analogien zu den primär extranodalen B-Zell-Lymphomen des Mukosa-assoziierten lymphatischen Gewebes (sog. MALT-Lymphome) auf (Isaacson u. Spencer 1995). Hierfür sprechen in dem vorgestellten Fall auch fehlende nodale Tumormanifestationen in den Staginguntersuchungen sowie der bislang rezidivfreie Krankheitsverlauf. Jedoch muß kritisch angemerkt werden, daß die Mehrzahl der MALT-Lymphome histologisch niedrig malignen B-Zell-Lymphomen entspricht. Auch eine für die Pathogenese der MALT-Lymphome postulierte chronische Antigenstimulation läßt sich für den von uns beobachteten Fall anhand besonderer anamnestischer Auffälligkeiten nicht darlegen. Somit müssen im Hinblick auf eine abschließende Wertung zunächst weitere Erfahrungen mit der ohnehin seltenen Tumorform des MALT-Lymphoms gesammelt werden.

Primär Non-Hodgkin-Lymphome des ZNS

Andererseits wurden in seltenen Fällen primäre Non-Hodgkin-Lymphome des zentralen Nervensystems beschrieben (Braus et al. 1992). Das seltene Auftreten dieser Tumorentität im ZNS ist u. a. auch auf das Fehlen lymphatischer Organstrukturen zurückzuführen. Es handelt sich hierbei überwiegend um B-Zell-Lymphome, die das gesamte Spektrum an niedrig- und hochmalignen Varianten umfassen. Histologisch leiten sie sich wahrscheinlich von den Mesenchymzellen der intrakraniellen Blutgefäße ab, wachsen rasch infiltrativ und infolge einer Ausbreitung über den Liquor zum Zeitpunkt der Diagnosestellung häufig schon multifokal. Eine Pleozytose sowie Eiweißerhöhung im Liquor ist charakteristisch. In dem vorliegenden Fall wurde ebenfalls der histologische Nachweis eines hochmalignen zentroblastischen B-Zell-Lymphoms erbracht. So wäre es denkbar, daß die akut dramatische Symptomatik des Tumors möglicherweise in Folge seiner „brisanten Lokalisation" zu einer untypisch frühen Diagnosestellung geführt hat, bevor eine Generalisation und damit verbundene komplexe Symptomatik resultierte.

Lokalisation führte zu einer untypisch frühen Diagnosestellung

Angesichts der Seltenheit dieser Erkrankung wird es zum jetzigen Zeitpunkt nicht möglich sein, ein einheitliches therapeutisches Konzept aufzu-

Therapeutisches Konzept

stellen. Auch in Zukunft wird in ähnlich gelagerten Fällen ein primär chirurgisches Vorgehen notwendig sein, das, falls sich der Verdacht der Malignität ergibt, im wesentlichen dem Ziel der Histologiegewinnung dienen sollte. Die einzige adäquate Therapie des Non-Hodgkin-Lymphoms mit Aussicht auf Kurabilität stellt in Abhängigkeit vom Stadium der Erkrankung und ihrer histologischen Entität die Radiochemotherapie dar.

Literatur

1. Berlinger NT, Koutroupas S, Adams G, Maisel R (1980) Patterns of involvement of the temporal bone in metastatic and systemic malignancy. Laryngoscope 90:619–627
2. Brackmann DE, Bartels LJ (1980) Rare tumors of the cerebellopontine angle. Otolaryngol Head Neck Surg 88:555–559
3. Braus DF, Schwechheimer K, Müller-Hermelink HK, Schwarzkopf G, Volker B, Mundinger F (1992) Primary cerebral malignant Non-Hodgkin's lymphomas: a retrospective clinical study. J Neurol 239:117–124
4. Draf W (1993) Tumoren des Innenohres und des Felsenbeins. In: Nauman HH, Helms J, Herberhold C, Kastenbauer E (Hrsg) Oto-Rhino-Laryngologie in Klinik und Praxis. Bd. 1 Thieme, Stuttgart 841–862
5. Haid T (1985) Das Akustikusneurinom. In: Ganz H, Schätzle W (Hrsg) HNO Praxis Heute 5. Springer, Berlin 21–43
6. Isaacson PG, Spencer J (1995) The biology of low grade MALT lymphoma. J Clin Pathol 48:395–397
7. Maddox HE (1967) Metastatic tumors of the temporal bone. Ann Otol Rhinol Laryngol 76:149–165
8. Plester D (1978) Otologische Diagnose der Kleinhirnbrückenwinkeltumoren. In: Plester D, Wende S, Nakayama N (Hrsg) Kleinhirnbrückenwinkeltumoren: Diagnostik und Therapie. Springer, Berlin
9. Paparella MM, Berlinger NT, Oda M, El Fiky F (1973) Otological Manifestations of Leukemia. Laryngoscope 83:1510–1526
10. Pensak ML, Glassock ME, Josey AF, Jackson CH, Gulya AJ (1985) Sudden hearing loss and cerebellopontine angle tumors. Larynoscope 95:1188–1193
11. Schuknecht HF, Ikarashi M, Chasin WD (1965) Inner ear hemorrage in leukemia. Laryngoscope 75:662–668
12. Stennert E, Thumfart W, Matthias R (1988) Chirurgie des Felsenbeins (außer Mittelohr), Tumoren und Pseudotumoren. Archives of Oto-Rhino-Laryngology (Suppl 1):167–341

Differentialdiagnose zwischen Erkrankungen der Bogengänge und des Otolithenapparates

K.-F. Hamann

Differentialdiagnose zwischen Erkrankungen der Bogengänge und des Otolithenapparates

K.-F. Hamann

5.1 Einleitung

Der periphere Vestibularapparat besteht aus 2 Funktionssystemen, dem Bogengangsapparat zur Registrierung von Winkelbeschleunigungen und dem Otolithenapparat zur Registrierung von Linearbeschleunigungen. Obwohl diese Funktionstrennung seit langem bekannt ist, stützt sich die Diagnostik des vestibulären Systems hauptsächlich, ja fast ausschließlich, auf Methoden zur Testung des horizontalen Bogenganges und extrapoliert unberechtigt diese Untersuchungsergebnisse auf das gesamte peripher-vestibuläre System. Diese Tatsache wird dadurch erklärlich, daß der horizontale Bogengang tatsächlich das funktionell bedeutendste Teilstück des peripheren Vestibularapparates darstellt, zum anderen, daß die Möglichkeiten einer selektiven Untersuchung der vertikalen Bogengänge oder des Otolithenapparates sehr aufwendig und nur schwierig durchführbar sind.

Selektive Untersuchungen sind sehr aufwendig

Die folgende Übersicht über verschiedene methodische Ansätze soll zeigen, daß es seit einigen Jahren zahlreiche Bemühungen gibt, die einzelnen Anteile des peripheren Vestibularapparates selektiv zu untersuchen. Wegen fehlender eigener Erfahrungen wird bezüglich der Methode der „off vertical axis rotation" auf die Literatur verwiesen (Scherer 1997).

5.2 Spontanzeichen für eine Störung im Otolithenapparat

Während ein horizontal-rotierender Spontannystagmus auf eine Erkrankung des Bogengangsystems hinweist, findet sich eine vertikale Schielstellung (Abb. 5.1) manchmal als Zeichen für eine Läsion im Otolithenapparat: Die vertikale Schielstellung nach Hertwig-Magendie wird auch als „Skew deviation" bezeichnet. Dieses Zeichen ist selten nach Otoskleroseoperationen beschrieben worden, bei denen ein Teil des Otolithenapparates, nämlich der Utrikulus, lädiert worden ist (Halmagyi et al. 1979). Die „Skew deviation" darf aber nicht als spezifisches Zeichen für eine Otolithenläsion angesehen werden, da sie auch Anteil der sog. „ocular tilt reaction" ist (OTR), zu der

Vertikale Schielstellung „Skew deviation" als Anteil der occular tilt reaction

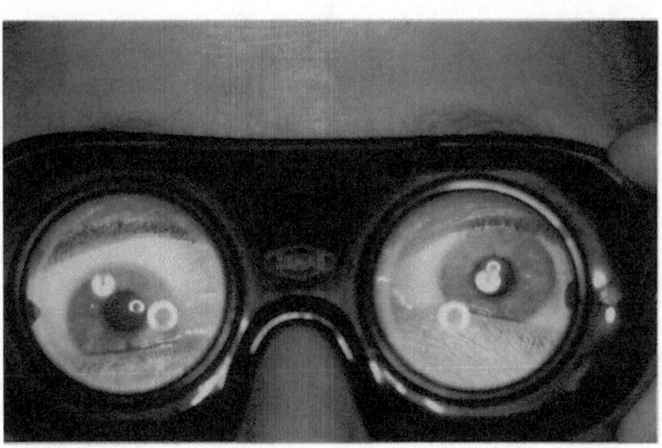

Abb. 5.1. „Skew deviation" bei einem Patienten nach Utrikulusläsion durch Otoskleroseoperation

noch eine Zyklorotation der Bulbi in der frontalen Ebene und eine Kopfneigung gehören. Die OTR tritt z. B. ipsiversiv beim Wallenberg-Syndrom oder auch kontraversiv bei Thalamusinfarkten auf (Brandt u. Dieterich 1994).

Die „Skew deviation" ist also nicht als pathognomonisch für eine Otolithenläsion zu werten, aber als ein deutlicher Hinweis, der weiter abgeklärt werden sollte.

5.3 Benigner paroxysmaler Lagerungsnystagmus

Benigner paroxysmaler Lagerungsnystagmus

Eine Störung, die von den Otolithen herrührt, sich aber auf die Bogengänge auswirkt, ist der benigne paroxysmale Lagerungsnystagmus, der in typischer Weise unter dem Erscheinungsbild eines Lagerungsschwindels auftritt.

Durch einen pathologischen Vorgang, entweder eine äußere Gewalteinwirkung, eine Entzündung oder einfach degenerative Vorgänge, kommt es zu einem Herauslösen von Otolithen in die Endolymphe, so daß sich diese Partikel in das Bogengangsystem „verirren" können (Abb. 5.2). Die Folge davon ist, daß es zu einer unphysiologisch starken Erregung der Cupula bei Kopfbewegungen kommt. Da seit kurzem Otolithenteile morphologisch bei Patienten mit einem gutartigen Lagerungsschwindel nachgewiesen worden sind (Welling et al. 1997), ist die Bezeichnung „Canalolithiasis" gerechtfertigt.

Canalolithiasis

Durch eine gezielte Untersuchung gelingt es, die Canalolithiasis des befallenen Bogenganges zu identifizieren. Dabei wird der zu untersuchende Bogengang in die Drehebene gebracht und eine Seitwärtslagerung durchgeführt. Die dann auftretenden Nystagmusreaktionen haben beweisenden Charakter.

Als Therapie ein Befreiungsmanöver

Ist erst einmal der befallene Bogengang, in der großen Mehrzahl aller Fälle handelt es sich um einen der hinteren vertikalen Bogengänge, identifiziert, wird als Therapie ein Befreiungsmanöver durchgeführt (Brandt et al. 1994). Das Ziel dieser Übung besteht darin, durch gezielte Lagerungen die dislozierten Otolithenteilchen aus dem Bogengangsystem hinauszubefördern.

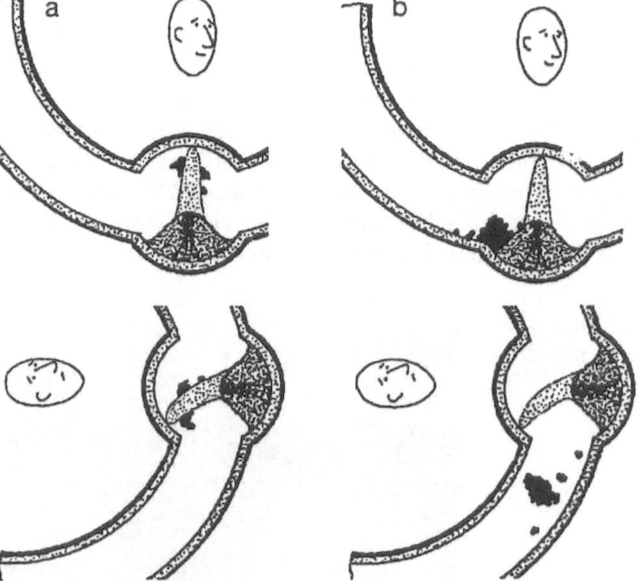

Abb. 5.2 a, b. Schematische Darstellung der alten Vorstellung einer Cupulolithiasis auf der linken Seite, schematische Darstellung der heute gültigen Anschauung der Canalolithiasis auf der rechten Seite. Der Unterschied besteht hauptsächlich darin, daß die Otolithenpartikel mehr oder weniger frei im Endolymphraum flottieren könne (nach Steddin u. Brandt 1994)

Die Therapieerfolge sind schon nach einmaliger Anwendung mit rund 70% sehr hoch. Durch wiederholte Befreiungsmanöver läßt sich die Erfolgsrate auf über 90% steigern.

5.4 Visuelle subjektive Vertikale

Mit der Einstellung der visuellen subjektiven Vertikalen wird der Vertikaleneindruck geprüft.

Für die Untersuchung soll der Patient in einem vollständig abgedunkelten Raum eine gerade Linie über eine Fernbedienung in die Vertikale einstellen.

Erhebliche Abweichungen bei einer peripher-vestibulären Läsion

Schon seit den Untersuchungen von Friedmann ist bekannt, daß bei Gesunden die Abweichungen im Sitzen plus/minus 2 Winkelgrad nicht überschreiten, jedoch bei Patienten mit einer peripher-vestibulären Läsion erhebliche Abweichungen zu beobachten sind. Eigene Untersuchungen an Patienten mit einem akuten peripher-vestibulären einseitigen Vestibularisausfall haben gezeigt, daß es in der Akutphase zu starken Abweichungen des Vertikaleneindruckes kommt, der sich allerdings im Laufe von wenigen Tagen normalisiert (Bonkowsky u. Hamann 1987). In dieser Studie war nicht zwischen Schäden des Otolithenapparates und Schäden des Bogengangsystems getrennt worden, durch thermische Reizung war aber gesichert, daß eine Beteiligung des horizontalen Bogenganges vorlag.

Vertikaleneindruck durch Otolithenapparat

Die Abhängigkeit des Vertikaleneindrucks vom Otolithenapparat wird deutlich, wenn man Probanden in eine konstante 90°-Seitenlage bringt. Dann treten systematische Abweichungen des Vertikaleneindrucks von bis zu 16° im Durchschnitt auf (Abb. 5.3). Bei Patienten mit einseitigen peripher-vestibulären Läsionen läßt sich dieses Phänomen gleichfalls nachweisen, allerdings wird dann die bereits im Sitzen vorhandene Abweichung von der physikalischen Vertikalen im Sinne einer Verschiebung, eines Bias, in die jeweili-

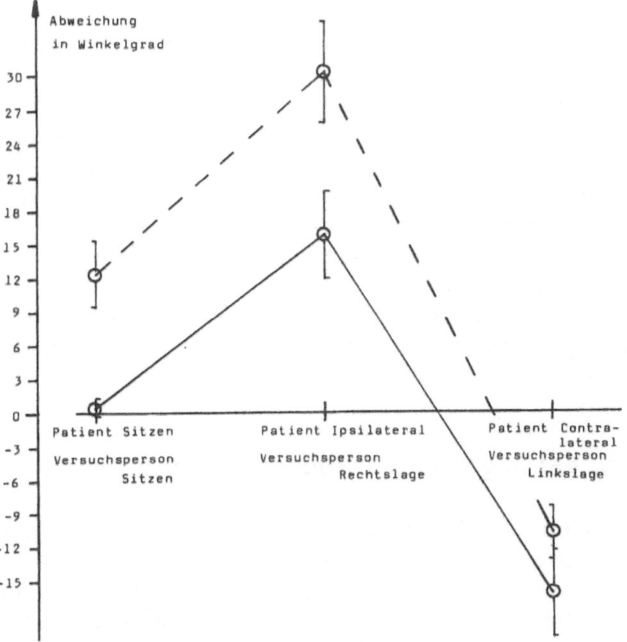

Abb. 5.3. Veränderungen der visuellen subjektiven Vertikale in verschiedenen Körperlagen an gesunden Probanden und Patienten mit einer einseitigen peripher-vestibulären Läsion. *Durchgezogene Linie:* Versuchspersonen, *gestrichelte Linie:* Patienten

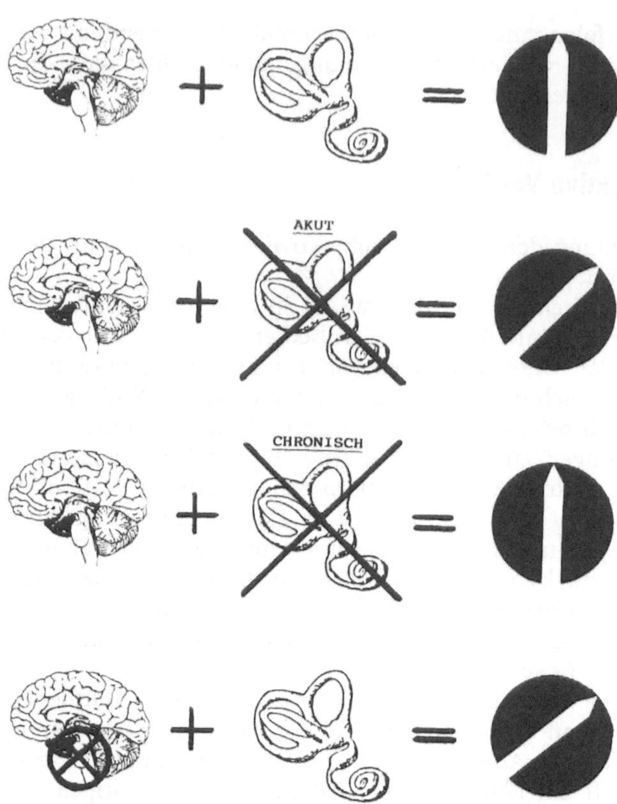

Abb. 5.4. Schematische Darstellung der Einstellungen der visuellen subjektiven Vertikale bei verschiedenen Läsionen. *Erste Reihe:* Normalzustand. *Zweite Reihe:* Akute peripher-vestibuläre Läsion mit Abweichung der VSV. *Dritte Reihe:* Chron. peripher-vestibuläre Läsion ohne pathologische Abweichung der VSV. *Vierte Reihe:* Zentral-vestibuläre Läsion mit länger andauernder Abweichung der VSV

ge Seitenlage entsprechend der Abweichung im Sitzen übertragen (Abb. 5.3) (Metzler 1989).

Auch bei Läsionen in zentralen Abschnitten des vestibulären Systems Abweichungen der subjektiven visuellen Vertikalen

Ausführliche Untersuchungen von M. Dieterich haben gezeigt, daß auch bei Läsionen in zentralen Abschnitten des vestibulären Systems Abweichungen der subjektiven visuellen Vertikalen auftreten, die im Gegensatz zu den peripher-vestibulären Läsionen über viel längere Zeit anhalten (Dieterich u. Brandt 1993). Zu den betroffenen Zentren zählen Teile des Hirnstamms, Zentren im Thalamus, ja sogar bestimmte Projektionsfelder des Cortex (Brandt et al. 1994).

Daraus läßt sich schließen, daß die Vertikaleinstellung zwar maßgeblich vom Otolithenapparat abhängt, jedoch nicht einen reinen Otholithentest darstellt (Abb. 5.4).

5.5 Gegenrollung der Augen (ocular counterrolling)

Unter Gegenrollung der Augen versteht man eine Raddrehung, also eine Drehung des Augapfels in frontaler Ebene um die Augenachse selbst, die bei Kopfneigungen jeweils zur entgegengesetzten Richtung hin auftritt. Dieses Phänomen war bislang schwierig zu erfassen, so daß dazu relativ wenige Untersuchungen vorliegen. Gründliche Untersuchungen stammen von Diamond und Markham, die sowohl bei statischer Reizung als auch bei dynamischer Kippung feststellen konnten, daß bei einer Kopfneigung zur Seite von etwa

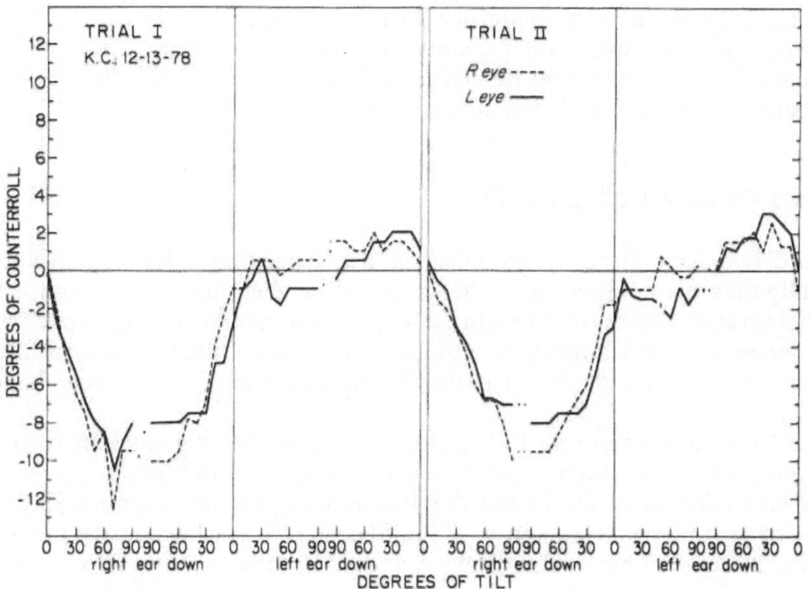

Abb. 5.5. Asymmetrie der Augengegenrollung bei einem Patienten mit peripher-vestibulärer Läsion nach Diamond u. Markham 1981

60 bis 90° maximale Auslenkungen bis zu 8 Winkelgrad auftreten (Abb. 5.5) (Diamond u. Markham 1981). Bei Gesunden ist die Gegenrollung der Augen bei Rechts- und Linksneigung des Kopfes annähernd symmetrisch. Bei Patienten mit einseitigen vestibulären Läsionen kommt es erwartungsgemäß zu Asymmetrien (Abb. 5.5). Die Gegenrollung der Augen für statische Kopfseitwärtslagen wird allgemein als eine spezifische Leistung des Otolithenapparates angesehen.

Bei Gesunden ist die Gegenrollung der Augen symmetrisch

Die in den letzten Jahren zur Praxisreife entwickelte Videookulographie erlaubt es, relativ einfach Augenbewegungen über eine Kamera aufzunehmen.

Durch Videookulographie quantitative Auswertung der Torsionsbewegungen der Augen

Abb. 5.6. Gegenrollung der Augen bei stationärer Kopfseitenlage, aufgenommen über eine Videokamera (oben: sitzende Position, unten: Kopfseitenlage)

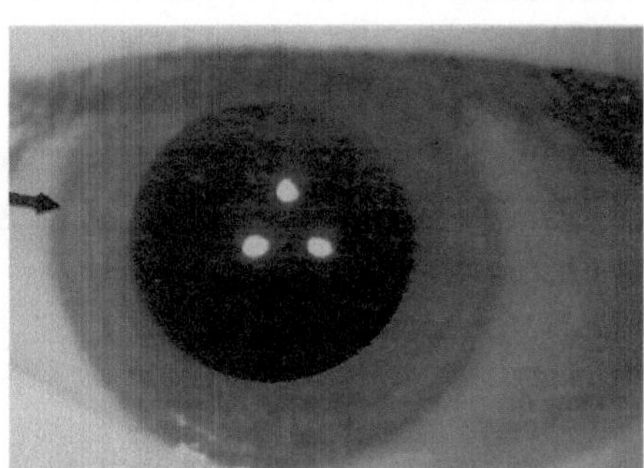

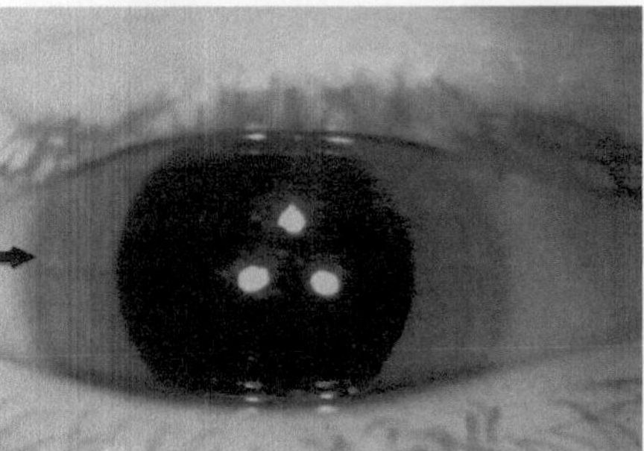

Durch zusätzlichen Einsatz moderner Analyseverfahren gelingt es, die Torsionsbewegungen der Augen auch quantitativ auszuwerten. Damit eröffnet sich die Möglichkeit, die Messung der Gegenrollung der Augen für die klinische Diagnostik routinemäßig als Otolithentest anzuwenden (Abb. 5.6).

5.6 Statische Bulbusverrollung in Ruhe

Während bei den videookulographischen Registrierungen der Augenrollung ein Nullpunkt nicht festzulegen ist, gelingt dies aber mit der Augenhintergrundfotografie. Dieses von Ophthalmologen routinemäßig eingesetzte Verfahren erlaubt, Abweichungen des Bulbus von seiner Ruhelage festzustellen, da sich diese anhand des Papilla-Makula-Meridianes definieren lassen (Abb. 5.7).

Am Vertikaleneindruck sind noch zahlreiche andere Systeme beteiligt

Erste Untersuchungen mit T. Schmidt bestätigen, daß die spontan vorhandene Verrollungen des Bulbus bei Patienten mit einer einseitigen peripher-vestibulären Läsion nicht direkt mit der Bestimmung der visuellen subjektiven Vertikalen korrelieren (Hamann u. Schmidt 1997). Wir schließen daraus, daß sich die Bulbusstellung nicht direkt auf den Vertikaleneindruck überträgt. Vielmehr sind am Vertikaleneindruck noch zahlreiche andere Systeme beteiligt, so daß auch hier vor der allzu einfachen Gleichsetzung von Vertikalenabweichung und Otolithenapparatschädigung gewarnt werden muß.

5.7 EMG-Antworten auf Sacculusreizung

Neues Verfahren zur Untersuchung des Sacculus

Ein neues Verfahren zur Untersuchung des Sacculus wurde vor wenigen Jahren von Colebatch und Mitarbeitern entwickelt. Sie stellten fest, daß es bei Clickreizung hoher Intensität zu evozierten Antworten im EMG des M. sternocleidomastoideus kommt. Aufgrund von Läsionsexperimenten am Tier und Beobachtungen an neurektomierten Patienten, also mit definierten Schädigungen, konnten die Potentiale, die auf die cochleäre Reizung zurückzuführen waren, von denen getrennt werden, die offensichtlich aus dem Vestibularapparat stammen (Colebatch et al. 1994, Murofushi u. Curthoys 1997). Aufgrund dieser Untersuchungen kann behauptet werden, daß es sich bei diesen

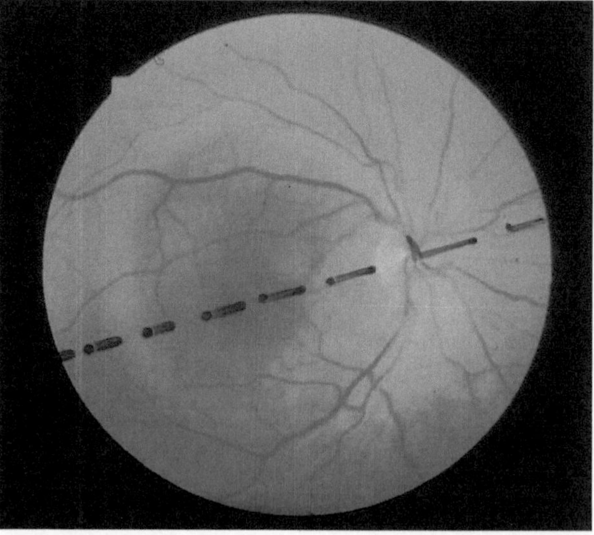

Abb. 5.7. Augenhintergrundfotografie mit Darstellung des Papilla-Makula-Meridianes nach T. Schmidt

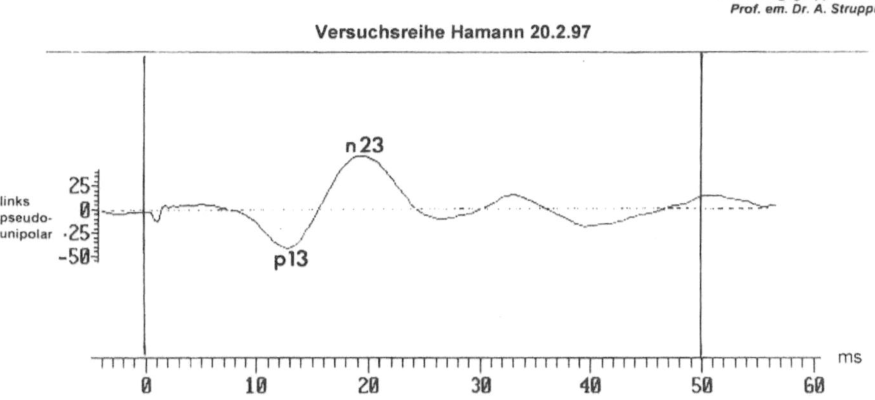

Abb. 5.8. EMG-Ableitung vom M. sternocleidomastoideus nach ipsilateraler Clickreizung bei einer Versuchsperson. Das gekennzeichnete Potential entspricht der Antwort auf Sacculusreizung

EMG-Antworten um Antworten auf eine Sacculusreizung handelt. Eigene Untersuchungen bestätigen dies (Abb. 5.8).

Die hier vorgelegte Aufstellung hat gezeigt, daß in den letzten Jahren bedeutende Fortschritte auf dem Gebiet der Differentialdiagnostik des peripheren Vestibularapparates erzielt worden sind. Besonders der Einsatz der Videookulographie und bestimmter EMG-Methoden versprechen für die Zukunft noch eine Verfeinerung und Erweiterung der diagnostischen Möglichkeiten.

Literatur

1. Bonkowsky V, Hamann K-F (1987) Der Versuch einer Quantifizierung der zentralvestibulären Kompensation mit Hilfe der subjektiven visuellen Vertikalen. Arch Ohren Nasen Kehlkopfheilkd Suppl II:113–114
2. Brandt T, Dieterich M (1994) Vestibular syndromes in the Roll Plane: Topographic Diagnosis from Brainstem to Cortex. Ann Neurol 36:337–347
3. Brandt T, Steddin S, Daroff RB (1994) Therapy for benign paroxysmal positioning vertigo, revisited. Neurology 44:796–800
4. Brandt T, Dieterich M, Danek A (1994) Vestibular Cortex lesions affect the Perception of Verticality. Ann Neurol 35:403–412
5. Colebatch JG, Halmagyi GM, Skuse NF (1994) Myogenic potentials generated by a click evoked vestibulocollic reflex. J Neurol Neurosurg Psychiatry 57:190–197
6. Diamond SG, Markham CH (1981) Binocular counterrolling in Humans with unilateral Labyrinthectomy and in normal controls. Ann NY Acad Sci 374:69–79
7. Dieterich M, Brandt T (1993) Ocular torsion and Tilt of Subjective Visual vertical are sensitive Brainstem Signs. Ann Neurol 33:292–299
8. Friedmann G (1970) The Judgement of the Visual Vertical and Horizontal with Peripheral and Central Vestibular Lesions. Exp Brain Res 93:313–328
9. Halmagyi GM, Gresty MA, Gibson WPR (1979) Ocular tilt reaction with peripheral vestibular lesion. Ann Neurol 6:80–83
10. Hamann K-F, Schmidt T (1997) Unveröffentlichte Beobachtungen
11. Metzler R (1989) Einstellungen der visuellen subjektiven Vertikalen von Gesunden, vestibulär Erkrankten und von Probanden unter Alkoholeinfluß. Inaug Diss TU München
12. Murofushi T, Curthoys IS (1997) Physiological and Anatomical Study of Click-Sensitive Primary Vestibular Afferents in the Guinea Pig. Acta Otolaryngol (Stockholm) 117:66–72
13. Scherer H (1997) Das Gleichgewicht. Springer, Berlin Heidelberg New York
14. Steddin S, Brandt T (1994) Benigner paroxysmaler Lagerungsschwindel. Nervenarzt 65:505–510
15. Welling DB, Parnes LS, O'Brien B, Bakaletz LO, Brackmann DE, Hinojosa R (1997) Particulate Matter in the Posterior Semicircular Canal. Laryngoscope 107:90–94

Augenbewegungen und visuell vestibuläre Interaktionen bei linearen Beschleunigungen

F. Schmäl und W. Stoll

Augenbewegungen und visuell vestibuläre Interaktionen bei linearen Beschleunigungen

F. Schmäl und W. Stoll

6.1 Einleitung

Das Gleichgewichtsorgan setzt sich aus fünf Bausteinen zusammen: den drei Bogengängen sowie Sacculus und Utrikulus. Während die Bogengänge auf Drehbeschleunigungen in den drei Ebenen reagieren, ist der spezifische Reiz für die Otolithenorgane die lineare vertikale und die lineare horizontale Beschleunigung.

Funktionsprüfung der Otolithen

In der klinischen Routine werden zur Funktionsdiagnostik des Vestibularapparates vorrangig Drehbeschleunigungen eingesetzt, die den horizontalen Bogengang stimulieren. Lineare Beschleunigungsreize zur Funktionsprüfung der Otolithen sind klinisch schwer reproduzierbar und stehen derzeit nur in Speziallaboratorien zur Verfügung. Hier lassen sich Sacculus und Utrikulus mittels Parallelschaukeln [1, 20], Beschleunigungsschlitten [4] oder Hubeinrichtungen [18, 23, 29, 33] stimulieren. Die Richtung der experimentell erzeugten linearen Beschleunigung orientiert sich generell an drei Körperachsen: der Körperlängsachse (z-Achse), der Interauralachse (y-Achse) und der nasookzipitalen Achse (x-Achse) (Abb. 6.1).

Blickfeld-stabilisierung

Dandy-Phänomen führt zu einer Verminderung der Sehschärfe

Dem vertikalen makulookulären Reflex bei Beschleunigung in der z-Achse kommt im Rahmen der Blickfeldstabilisierung eine besondere Bedeutung zu. Dandy [6] beschrieb 1937 erstmals Scheinbewegungen der Umwelt nach beidseitiger Durchtrennung des N. vestibularis bei Patienten mit M. Menière. Meyer zum Gottesberge [24] beschäftigte sich später mit diesem sog. Dandy-Phänomen und stellte bei Patienten mit beidseitiger Vestibularisschädigung fest, daß vertikale und horizontale Schüttelbewegungen des Kopfes zu einer Verminderung der Sehschärfe führten.

Vertikale Körperstimulation

Jatho [17] machte die gleiche Beobachtung auch bei Patienten mit einseitigem Vestibularisausfall. McCabe [23] erkannte 1964 kompensatorische Augenbewegungen bei geschlossenen Augen unter vertikalen Schwingungen und konnte im Tierexperiment nachweisen, daß das Otolithenorgan für diese Ausgleichsbewegungen der Bulbi verantwortlich war. Stoll et al. [32] fanden bei vertikaler Körperstimulation im wesentlichen drei Muster kompensatorischer Augenbewegungen, die sich bezüglich der Phasenverschiebung zwi-

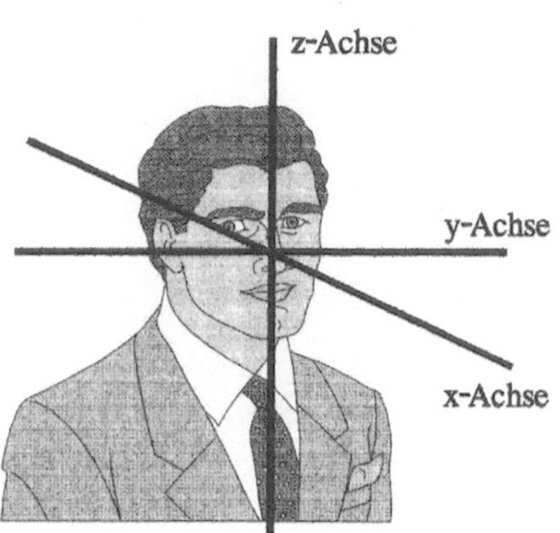

Abb. 6.1. Dargestellt sind die drei Achsen, in deren Richtung in der Regel der Körper experimentell linear beschleunigt wird

schen Stimulus- und Antwortkurve unterschieden. Darüber hinaus gelang es ihnen, bei Patienten mit partieller einseitiger Vestibularisstörung, also nicht nur bei kompletten vestibulären Ausfällen, unter vertikaler Stimulation Änderungen des Sehvermögens zu objektivieren.

Ziel der nachfolgenden DFG-geförderten Studie war es, mit verbesserter Technik die Ergebnisse der o.g. Pilotstudie [32] zu überprüfen bzw. zu ergänzen und den Hubstuhl-Prototyp auf seine klinische Einsatzmöglichkeit im Rahmen der Otolithentestung zu erproben. In dem hier vorgestellten Teilprojekt sollte die Reaktionsweise des makulookulären Systems auf vertikale Reize an einem gesunden Probandenkollektiv untersucht werden, um für spätere Untersuchungen an Patienten mit Schwindelbeschwerden Vergleichswerte zu erhalten. Weiterhin werden die Ergebnisse einiger Vorversuche zur Stimulation in anderen Körperachsen dargestellt.

6.2 Material und Methoden

Untersuchung des vertikalen makulookulären Systems

Zur Untersuchung des vertikalen makulookulären Systems wurde im Rahmen eines DFG-Projektes nach Durchführung einer Pilotstudie von der Firma Toenies ein computergesteuerter Hubstuhl als Stimulusgeber konstruiert (Abb. 6.2). Der Antrieb erfolgte durch einen Elektromotor, und die maximale Beschleunigung betrug 0,6 g.

Alle Untersuchungen wurden unter Berücksichtigung der Deklaration von Helsinki durchgeführt, und jeder Proband wurde vorab eingehend über den Versuchsablauf informiert.

Hubstuhl Amplitude betrug 4 cm

Auf dem Hubstuhl wurden die sitzend angeschnallten Probanden mit aufrechtem Kopf in der z-Achse sinusförmig auf und ab bewegt. Die Amplitude betrug 4 cm. Dieser Wert beruhte auf Beobachtungen von Meyer zum Gottesberge [24], der beim Gehen eine vertikale Auslenkung in dieser Größenordnung fand. Der Stuhl wurde mit den Frequenzen 0,5, 1, 1,5, 2, 2,5 und 2,7 Hz in kranialkaudaler Richtung sinusförmig bewegt. Die Augenbewegungen wurden bei optimaler Elektrodenanordnung [28] mittels der Elektrookulographie (10 mm Ag/AgCl Oberflächenelektroden) für jede Hubfrequenz abgeleitet

Elektrookulographie über eine Telemetrieanlage

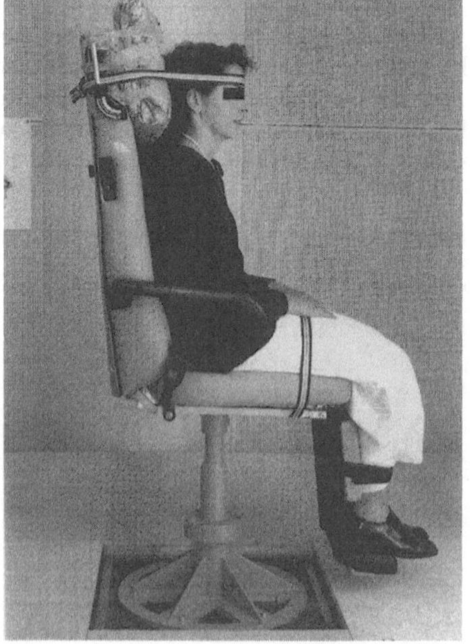

Abb. 6.2. Hubstuhl der Firma Toenies zur vertikalen linearen Beschleunigung in der z-Achse mit aufrecht sitzender Probandin

Tabelle 6.1. Die bei einer Amplitude von 4 cm und den jeweiligen Hubstuhlfrequenzen auftretenden maximalen Beschleunigungen in m/s^2 und in g

Hubstuhlfrequenz (in Hz)	Beschleunigung (in m/s^2)	Beschleunigung (in g)
0,5	0,2	0,02
1	0,8	0,08
1,5	1,8	0,18
2	3,2	0,33
2,5	4,9	0,5
2,7	5,8	0,59

und zur Minimierung von Kabelartefakten über eine Telemetrieanlage (Biotel 88 der Fa. Glonner Electronic) dem Rechner zugeführt. Die Bestimmung der vertikalen Bulbusauslenkungen erfolgte monokular am linken Auge.

Zur Artefaktkontrolle wurden die horizontalen Augenbewegungen als Summenableitung beider Augen aufgezeichnet. Die Zeitkonstante betrug für beide Kanäle 2,6 s. Dieser Wert stellt einen Kompromiß zwischen einer kürzeren Zeitkonstante mit Gefahr der Signalelimination bei niedrigen Frequenzen und einer höheren Zeitkonstante mit vermehrter Artefakteinstreuung dar. Ein dritter Kanal registrierte parallel den Stimulus, also die Hubstuhlbewegung. Die Kurven wurden von 0–22 s aufgezeichnet und ein Zeitraum von 20 s anschließend analysiert.

Die bei der Untersuchung aufgetretenen maximalen Beschleunigungen sind der Tabelle 6.1 zu entnehmen. Bei einer gleichbleibenden Amplitude von 4 cm stieg die maximale Beschleunigung mit zunehmender Frequenz an. Sie blieb jedoch auch bei 2,7 Hz mit 5,8 m/s^2 deutlich unter der Erdbeschleunigung (1 g = 9,81 m/s^2).

Vergleich von Stimulus- und Antwortkurve

Durch einen mathematischen Vergleich von Stimulus- (Hubstuhlbewegung) und Antwortkurve (vertikale Augenbewegung) errechnete der Computer die Kohärenz. Sie nahm bei vollständiger Übereinstimmung beider Kurven den Wert 1 an. Desweiteren bestimmten wir die Phasenverschiebung zwischen der Kurve der vertikalen Bulbusbewegung und der Hubstuhlkurve. Definitionsgemäß bedeutete eine Phasenverschiebung von 0°, daß der Bulbus bei Abwärtsbewegung des Stuhles gleichzeitig nach kranial wanderte und umgekehrt. Zur Amplitudenbestimmung der vertikalen Augenbewegungen diente für jede Frequenz der Mittelwert aus vier repräsentativen Auslenkungen.

22 otologisch und vestibulär gesunde Probanden mit einem Durchschnittsalter von 26 Jahren nahmen an den Untersuchungen teil. Nach einer Dunkeladaptationsphase von 15 min sowie nach Eichung der vertikalen und horizontalen Augenbewegungen mittels eines Eichkreuzes starteten zwei Untersuchungsgänge. Kopfrechenaufgaben sorgten während der Untersuchung für ausreichende Vigilanz.

In Teil A dieser Studie wurden die kompensatorischen Augenbewegungen für jede festgelegte Frequenz bei geschlossenen Augen über einen Zeitraum von 22 s aufgezeichnet.

In Teil B ermittelten wir für das gleiche Probandenkollektiv bei geöffneten Augen und nach Bestimmung des Ruhevisus für die festgesetzten Frequenzen das Sehvermögen während Stimulation und die kompensatorischen Augenbewegungen bei geöffneten Augen. Zur Visusbestimmung dienten Pflüger-Haken, die mittels eines Sehzeichenprojektors auf eine Leinwand projiziert wurden.

Prozentualer Visusverlust wurde für jeden Frequenzbereich errechnet

Der Sehzeichenprojektor stand links neben dem Probanden, und der Abstand Leinwand-Proband betrug 130 cm. Der prozentuale Visusverlust wurde anschließend für jeden Frequenzbereich errechnet.

Bei den Vorversuchen zur Stimulation in der Interauralachse (y-Achse) und der nasookzipitalen Achse (x-Achse) wurden einige Probanden mit geschlossenen Augen bei einer Amplitude von 10 cm und den Frequenzen 0,5,

1, 1,25, 1,5 und 1,6 Hz untersucht. Die interaurale Beschleunigung erfolgte in Rechtsseitenlage. Die Stimulation in der nasookzipitalen Achse wurde in Rückenlage durchgeführt. Analysiert wurden hierbei die mittels Elektronystagmographie aufgezeichneten vertikalen und horizontalen Bulbusauslenkungen.

6.3 Ergebnisse

6.3.1 Vertikale Stimulation mit geschlossenen Augen im Sitzen

Der Vergleich von Antwort- und Stimuluskurve mittels Kohärenz führte zu Tabelle 6.2. Mit zunehmender Frequenz nahm bei einer gleichbleibenden Amplitude von 4 cm der mediane Kohärenzwert kontinuierlich zu. Die Werte stiegen von 0,33 bei 0,5 Hz auf 0,92 bei 2,7 Hz an. Signifikante Kohärenzwerte >0,8 traten erst bei den Frequenzen 2,5 und 2,7 Hz auf. Bei Betrachtung der Minimal- und Maximalwerte zeigte sich für jede Frequenz eine große Streubreite.

Die computerunabhängige Untersuchung des Kurvenverlaufs ergab, daß der Anteil der Probanden mit kompensatorischen Augenbewegungen mit wachsender Frequenz von 0% bei 0,5 Hz auf 90% bei 2,7 Hz anstieg (Tabelle 6.3). Abbildung 6.3 demonstriert beispielhaft deutliche kompensatorische vertikale Bulbusauslenkungen (mittlere Kurve) bei geschlossenen Augen und einer Stimulusfrequenz von 2,5 Hz.

Zunahme der durchschnittlichen Amplitude und zunehmende Phasenverschiebung

Bei dem untersuchten Kollektiv kam es mit steigender Frequenz zu einer Zunahme der durchschnittlichen Amplitude von 6° bei 1,5 Hz auf 22° bei 2,7 Hz und zu einer zunehmenden Phasenverschiebung zwischen der Kurve der vertikalen Augenbewegungen und der Stimuluskurve. Bei 1,5 Hz betrug die Phasenverschiebung 58° und erreichte bei 2,7 Hz 99°.

Tabelle 6.2. Median, Minimal- und Maximalwert der Kohärenz in Abhängigkeit von der Hubstuhlfrequenz bei geschlossenen Augen

Hubstuhlfrequenz	Kohärenz Median	Minimale Kohärenz	Maximale Kohärenz
0,5	0,33	0,15	0,64
1	0,32	0,13	0,67
1,5	0,41	0,21	0,85
2	0,55	0,16	0,98
2,5	0,82	0,38	0,99
2,7	0,92	0,36	0,99

Tabelle 6.3. Prozentualer Anteil der Probanden mit kompensatorischen Augenbewegungen, ihre durchschnittliche Augenamplitude und Phasenverschiebung zwischen Antwort- und Stimuluskurve in Abhängigkeit von der Hubstuhlfrequenz bei geschlossenen Augen

Hubstuhlfrequenz (in Hz)	Probanden mit vertikalen Augenbewegungen (in %)	Durchschnittl. Augenamplitude (in Grad)	Durchschnittl. Phasenverschiebung (in Grad)
0,5	0	–	–
1	0	–	–
1,5	22,7	6	58
2	63,6	9	79
2,5	81,8	16	80
2,7	90	22	99

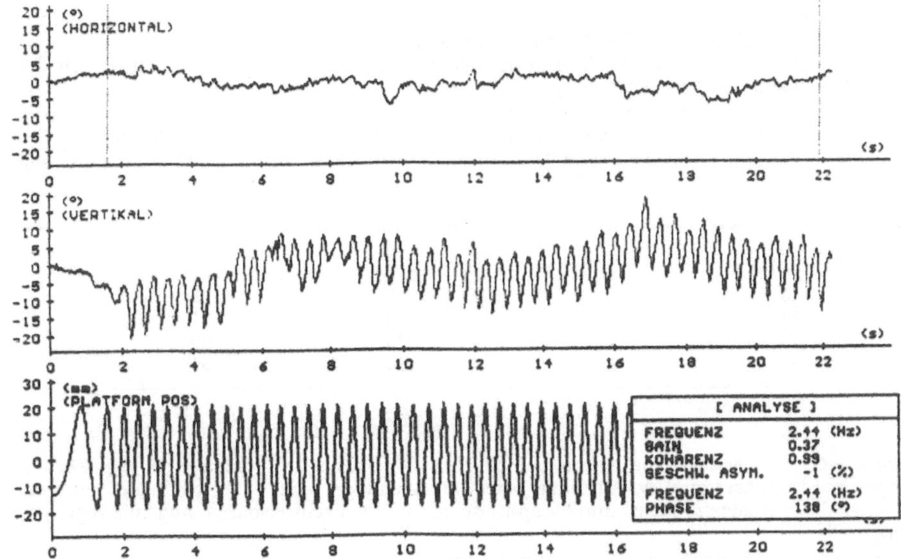

Abb. 6.3. Die obere Kurve stellt die horizontale, die mittlere Kurve die vertikale Ableitung dar. In der unteren Kurve ist der Stimulus, d. h. die Hubstuhlauslenkung aufgezeichnet. Es sind bei 2,5 Hz Testfrequenz und geschlossenen Augen deutliche vertikale Augenbewegungen zu erkennen

6.3.2
Vertikale Stimulation und Visusprüfung mit geöffneten Augen im Sitzen

Die Betrachtung der Ergebnisse des zweiten Teilversuchs mit geöffneten Augen und der Visusprüfung (Tabelle 6.4) zeigte, daß auch bei dieser Versuchsanordnung die Kohärenzwerte mit zunehmender Frequenz anstiegen. Die mediane Kohärenz betrug bei 0,5 Hz 0,3 und bei 2,7 Hz 0,8. Sie erreichte jedoch bei geöffneten Augen nicht die Größenordnung wie bei geschlossenen Augen.

Verlust des Sehvermögens >10% ab 2,5 Hz

Ein wesentlicher Verlust des Sehvermögens >10% trat durchschnittlich erst ab einer Frequenz von 2,5 Hz auf. Er betrug 3,2% bei 0,5 Hz und 17% bei 2,7 Hz.

Wie Tabelle 6.5 zeigt, nahm auch bei geöffneten Augen mit zunehmender Frequenz der Anteil der Probanden zu, die vertikale Bulbusauslenkungen aufwiesen. Bei 0,5 Hz waren es 0% und bei 2,7 Hz 85%. Die Amplitude stagnierte zwischen 1 und 2 Hz bei 7° und stieg erst bei höheren Frequenzen an, um bei 2,7 Hz 15° zu erreichen.

Auch bei geöffneten Augen und vertikaler Beschleunigung kam es zu einer zunehmenden Phasenverschiebung zwischen Stimulus- und Antwortkurve. Die Phasenverschiebung wuchs von 21° bei 1 Hz auf 91° bei 2,7 Hz an.

Tabelle 6.4. Mediane Kohärenz und prozentuale Sehverminderung in Abhängigkeit von der Hubstuhlfrequenz dargestellt für das Gesamtkollektiv bei geöffneten Augen

Hubstuhlfrequenz	Kohärenz Median	Prozentuale Sehminderung (Mittelwert)
0,5	0,3	3,2
1	0,38	4,1
1,5	0,39	5,5
2	0,53	8,2
2,5	0,6	14,1
2,7	0,8	17

Tabelle 6.5. Prozentualer Anteil der Probanden mit vertikalen Augenbewegungen, die bei ihnen durchschnittlich ermittelte Augenamplitude und Phasenverschiebung zwischen Antwort- und Stimuluskurve sowie die prozentuale Sehverminderung in Abhängigkeit von der Hubstuhlfrequenz bei geöffneten Augen

Hubstuhl-frequenz (in Hz)	Probanden mit vertikalen Augen-bewegungen (in %)	Durchschnittl. Augenamplitude (in Grad)	Prozentuale Sehminderung (Median)	Durchschnittl. Phasenverschiebung (in Grad)
0,5	0	–	0	–
1	36	7	0	21
1,5	46	7	0	25
2	77	7	10	51
2,5	95	10	20	89
2,7	85	15	20	91

Tabelle 6.6. Für verschiedene Arbeiten bezüglich der linearen Stimulation in der Körperlängsachse (z-Achse) sind der Stimulus, die Untersuchungsobjekte, die maximale Beschleunigung, die Stimulusfrequenz und -amplitude sowie die nachweisbaren Augenbewegungen dargestellt

Autor	Jahr	Stimulus	Unter-suchungs-objekt	Beschleuni-gung (in g)	Stimulus-frequenz (in Hz)	Stimulus-amplitude (in cm)	Augen-bewegung
Jongkees	1962	PS	Hase Mensch	unbek.	unbek.	unbek.	kompens.
McCabe	1964	HS	Katze Mensch	0,6	unbek.	183	Nystagmus
Niven et al.	1966	S	Mensch	0,58	0,2 – 0,8	unbek.	keine
Jones et al.	1980	HS	Mensch	0,2 – 0,6	0,02 – 1	unbek.	kompens.
Takahashi et al.	1987	HS	Mensch	unbek.	1 – 5	1 – 10	kompens.
Paige	1989	HS	Mensch	0,94	2,7	3,2	kompens.
Fukushima	1991	HS	Katze	unbek.	0,2 – 0,8	10,5	kompens.
Hess	1991	S/HS	Ratte	0,3	1	15	kl. Augenb.
Paige	1991	S	Affe	0,36	0,5 – 5	0,3 – 32	kompens.
Borel	1992	S/HS	Katze	bis 1,13	0,05 – 1,39	14,5	kompens.

6.4 Diskussion

6.4.1 Lineare Beschleunigung in der Körperlängsachse (z-Achse)

Sjöberg beobachtete bereits 1930 bei Versuchen mit Personenaufzügen kleine Augenbewegungen [30]. Seither sind in den vergangenen Jahrzehnten vereinzelt Arbeiten erschienen, die sich mit dem vertikalen makulookulären Reflex beschäftigt haben (Tabelle 6.6). Im wesentlichen unterscheiden sich die verschiedenen Studien bezüglich des Reizgebers (Schlitten, Parallelschaukel oder Hubstuhl), den Parametern Amplitude, Frequenz und Beschleunigung, der Art der untersuchten Objekte und der Form der resultierenden Augenbewegungen.

Bei linearer Beschleunigung in der z-Achse konnten wir im Gegensatz zu Niven et al. [25] vertikale Augenbewegungen nachweisen, die auch von anderen Autoren beobachtet wurden [10, 19, 23, 32, 37].

Allerdings zeigten sich bei uns nicht die von McCabe [23] beobachteten biphasischen Augenbewegungen, bestehend aus einer langsamen und einer schnellen Komponente, sondern, wie auch von anderen Autoren beschrieben, sinusförmige Auslenkungen [10, 19]. Im Gegensatz zu McCabe [23], der eine Amplitude von 183 cm wählte, arbeitete Fukushima [10] mit einer Hubampli-

Sinusförmige Auslenkungen

tude von 10,5 cm während wir eine vertikale Auslenkung von 4 cm benutzten. Möglicherweise haben die verschiedenen Formen der beobachteten Augenbewegungen ihre Ursache in den unterschiedlich gewählten Amplituden.

Da beim Laufen eine Amplitude von 4 cm [24], Frequenzen bis zu 2,7 Hz [7] mit Beschleunigungen von 0,3-0,5 g [23] gemessen wurden, sowie bei verschiedenen Fahrzeugen vertikale Schwingungen von 1-5 Hz auftraten [14], wählten wir bei einer Amplitude von 4 cm Frequenzen zwischen 0,5 und 2,7 Hz, um die Reaktion des makulookulären Reflexes auf einen physiologischen Stimulus zu untersuchen.

Mit steigender Frequenz und der damit verbundenen Zunahme der maximalen Beschleunigung von 0,02 g bei 0,5 Hz auf 0,59 g bei 2,7 Hz kam es zu einer stetigen Kohärenzzunahme. Die Antwortzunahme parallel zum Frequenzanstieg wurde auch von Borel und Lacour [2] im Tierversuch beobachtet. Signifikante Kohärenzwerte >0,8 traten erst ab 2,5 Hz, also ab 0,5 g auf.

Antwortzunahme parallel zum Frequenzanstieg

Eine eindeutige Schwelle für die Auslösung der kompensatorischen Augenbewegungen ließ sich in unserer Studie aufgrund der großen Streubreite der Werte nicht festlegen. In der Literatur haben die Werte eine Spannbreite von 0,002-0,02 g [35], 0,036 [2] bis 0,08 g [36].

Festzuhalten ist jedoch, daß die meisten Probanden (>80%) ab 2,5 Hz bei geschlossenen Augen kompensatorische Augenbewegungen aufwiesen.

Mit steigender Frequenz kam es zu einem Zuwachs der Augenamplitude und zu einer zunehmenden Phasenverschiebung zwischen Stimulus- und Antwortkurve. Diese Beobachtung wurde von Paige und Tomko [27] durch Versuche an Affen bestätigt. Möglicherweise beruhen die in der Pilotstudie [32] nachgewiesenen 3 Typen der Phasenverschiebung auf einer interindividuellen Streubreite der von uns nachgewiesenen physiologischen frequenzabhängigen Phasenverschiebung und sind somit nicht Ausdruck unterschiedlicher Reaktionsmuster auf lineare Beschleunigungen.

Bei geöffneten Augen und gleichzeitiger Visusprüfung zeigte sich zwar ebenfalls mit steigender Frequenz ein Kohärenzzuwachs, jedoch wurden nicht so hohe Werte wie bei geschlossenen Augen erreicht. Weiterhin stagnierte die Amplitude zwischen 1-2 Hz bei 7°. Erst ab 2,5 Hz kam es auch bei geöffneten Augen und Visusprüfung zu einem Amplitudenzuwachs auf 15° bei 2,7 Hz.

Amplitudenstagnation während der Visusprüfung hat ihre Ursache in der Fixation

Die niedrigeren Kohärenzwerte und die Amplitudenstagnation während der Visusprüfung haben ihre Ursache in der Fixation, die die kompensatorischen Augenbewegungen begrenzt.

Sehminderung ab 2,5 Hz

Die Sehminderung ab 2,5 Hz beruht auf dem Amplitudenzuwachs und der zunehmenden Phasenverschiebung, die zusammen das Sehvermögen negativ beeinflußten. Die Grenzen der Leistungsfähigkeit für die Blickfeldstabilisierung bei hohen Frequenzen wurden auch von anderen Autoren bestätigt [2, 7].

Bezüglich der Phasenverschiebung zeigten sich zwischen offenen und geschlossenen Augen keine wesentlichen Unterschiede.

Festzuhalten ist, daß ab 2,5 Hz (0,5 g) die meisten vestibulär gesunden Probanden bei geschlossenen Augen eindeutige kompensatorische Bulbusbewegungen zeigten. Bei der Visusprüfung kam es auch bei Gesunden ab 2,5 Hz (0,5 g) zu Oszillopsien. In diesem Frequenzbereich, der auch beim Laufen erreicht wird [24], traten zwar kompensatorische Augenbewegungen auf, gleichzeitig gelangte jedoch das System der Blickfeldstabilisierung an seine Grenzen. Aus diesem Grund gelingt es uns auch nicht, im täglichen Leben während körperlicher Bewegung (z. B. Joggen) ausreichend zu fixieren, und wir müssen stehenbleiben, um ein optimales Sehvermögen zu erreichen.

Das System der Blickfeldstabilisierung gelangte an seine Grenzen

Bei Patienten mit Oszillopsien beobachteten Matsushima und Takahashi [22, 34] eine Störung des makulookulären Reflexes dergestalt, daß das Verhältnis Augen- zu Stimulusamplitude erhöht war.

Zusammenfassend zeigten unsere Untersuchungen zum makulookulären Reflex an gesunden Probanden, daß sich bei geschlossenen Augen im Stimu-

Im Stimulusfrequenzbereich von 2,5–2,7 Hz deutlich erkennbare kompensatorische Augenbewegungen

lusfrequenzbereich von 2,5–2,7 Hz deutlich erkennbare kompensatorische Augenbewegungen als Antwort auf lineare vertikale Beschleunigungen nachweisen ließen.

Die Visusprüfung sollte mit den Stimulusfrequenzen 1,5 und 2 Hz durchgeführt werden, da das Normalkollektiv bei diesen Versuchsbedingungen reproduzierbare Antworten im Rahmen der Blickfeldstabilisierung lieferte.

6.5 Andere Stimulationsrichtungen

6.5.1 Lineare Beschleunigung in der Interauralachse (y-Achse)

Lineare Stimulation in der interauralen Achse

Eine zweite Variante des makulookulären Reflexes ist die lineare Stimulation in der interauralen Achse. Diese kann entweder im Sitzen (Schlitten) bzw. in Rückenlage (Parallelschaukel) oder in Seitenlage (Hubstuhl, Abb. 6.4) durchgeführt werden. Hierbei wird vorwiegend der Utrikulus gereizt [11, 12].

Videookulographisch und elektronystagmographisch konnten wir bei Vorversuchen im Dunkeln bzw. mit geschlossenen Augen bei interauraler Stimulation in Rechtsseitenlage ab einer Frequenz von 1,25 Hz kompensatorische horizontale Augenbewegungen nachweisen (Abb. 6.5).

In Tabelle 6.7 sind die bisher erschienenen Arbeiten zusammengefaßt, die sich mit der linearen interauralen Stimulation beschäftigen.

Mit Frequenzen zwischen 0,05 und 5 Hz wurden bei verschiedenen Amplituden Beschleunigungen zwischen 0,1 und 1,13 g erzielt. Durch diese linearen Beschleunigungen in der interauralen Achse konnten Augenbewegungen ausgelöst werden, die als sog. linearer Nystagmus (L-Nystagmus) bezeichnet wurden. Uneinigkeit bestand jedoch darin, ob es sich um kompensatorische sinusförmige oder nystagmusförmige Bulbusauslenkungen handelte.

Jongkees und Philipszoon [20] fanden kompensatorische Augenbewegungen, die beim Seitblick in einen Nystagmus übergingen und postulierten einen Zusammenhang zwischen dieser Beobachtung und dem Gesetz nach Alexander. Niven et al. [25] berichteten von kompensatorischen Augenbewegungen mit eingestreuten Nystagmen. Sie konnten zeigen, daß es keine Rolle spielte, ob der Proband bei der linearen Beschleunigung in der interauralen Achse mittels eines Schlittens auf dem Rücken lag oder saß.

Baloh et al. [1] fanden horizontale und bei hohen Frequenzen auch vertikale Bulbusauslenkungen bei interauraler linearer Stimulation im Dunkeln. Hierbei trat eine Phasenverschiebung zwischen Stimulus- und Antwortkurve von bis zu 160° auf. Hess und Dieringer [16] beobachteten bei Versuchen mit Ratten kombinierte kompensatorische Augenbewegungen während interaura-

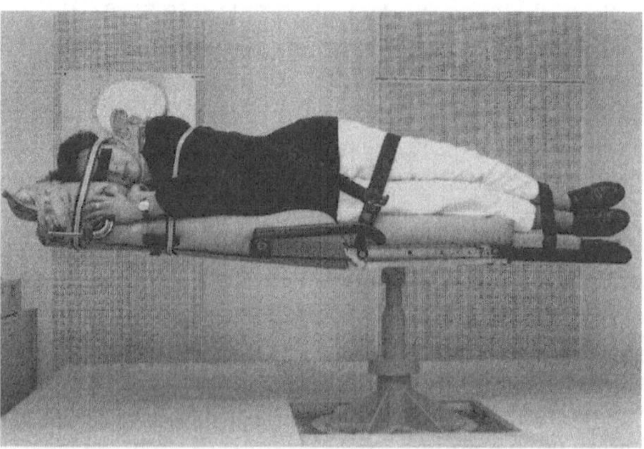

Abb. 6.4. Hubstuhl der Firma Toenies mit Probandin in Rechtsseitenlage zur linearen Beschleunigung in der interauralen Achse (y-Achse)

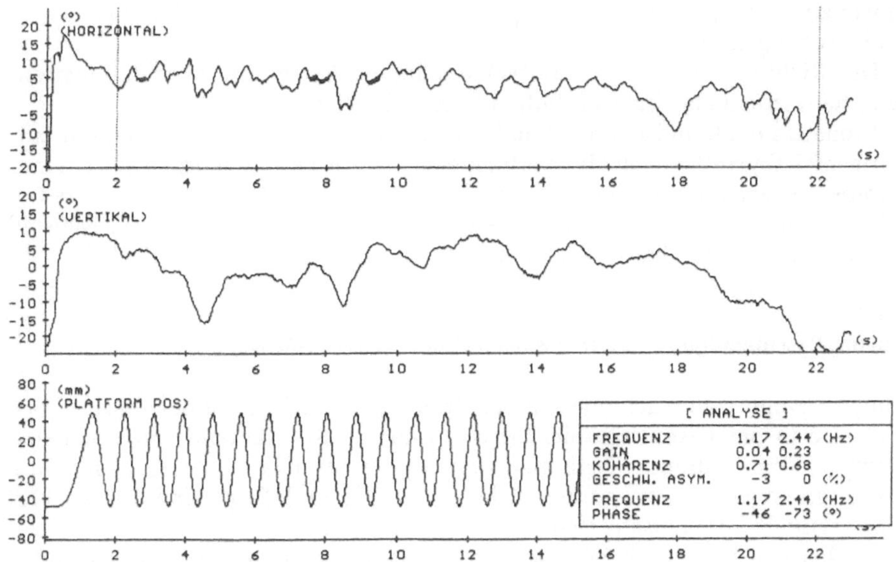

Abb. 6.5. Die obere Kurve stellt die horizontale, die mittlere Kurve die vertikale Augenbewegung dar. In der unteren Kurve ist die Hubstuhlauslenkung aufgezeichnet. Bei einer Stimulationsfrequenz von 1,25 Hz und geschlossenen Augen sind in Rechtsseitenlage deutliche horizontale Augenbewegungen zu erkennen

Tabelle 6.7. Für verschiedene Studien bezüglich der linearen Stimulation in der interauralen Achse (y-Achse) sind der Stimulus, die Untersuchungsobjekte, die maximale Beschleunigung, die Stimulusfrequenz und -amplitude sowie die nachweisbaren Augenbewegungen aufgeführt

Autor	Jahr	Stimulus	Untersuchungsobjekt	Beschleunigung (in g)	Stimulusfrequenz (in Hz)	Stimulusamplitude (in cm)	Augenbewegung
Jongkees	1962	PS	Hase Mensch	unbek.	unbek.	unbek.	Nystagmus
Niven	1966	S	Mensch	0,58	0,2 - 0,8	unbek.	kombiniert
Buizza et al.	1980	S	Mensch	0,1	0,2	unbek.	Nystagmus
Baloh et al.	1988	P	Mensch	0,17 - 0,5	0,3	unbek.	Nystagmus
Skipper u. Barnes	1989	S	Mensch	0,15	0,2 - 0,8	unbek.	Nystagmus
Watanabe et al.	1991	S	Mensch	0,16	0,125 - 0,5	512	sinusförmig
Hashiba et al.	1991	S	Mensch	0,5	0,25	400	kompens.
Bronstein et al.	1991	S	Mensch	0,24	unbek.	unbek.	kompens.
Hess u. Dieringer	1991	S	Ratte	0,14	0,5	14,7	kombiniert
Fujino et al.	1991	S	Mensch	unbek.	0,25 - 0,5	25	unbek.
Paige	1991	S	Affe	0,36	0,5 - 5	0,3 - 32	kombiniert
Borel u. Lacour	1992	S/HS	Katze	bis 1,13	0,05 - 1,39	14,5	kompens.
Lempert et al.	1996	S	Mensch	0,24	unbek.	unbek.	kompens.

ler Stimulation, die sich aus vertikalen, horizontalen und torsionalen Komponenten zusammensetzten.

Im Rahmen der visuell vestibulären Interaktion (Fixation eines stationären Sehziels während der lineraren Stimulation) konnten kompensatorische Augenbewegungen mit einer Phasenverschiebung von 180° und einem Gainwert von 1 nachgewiesen werden. Die Betrachtung eines imaginären Sehziels führte zu einer qualitativen und quantitativen Änderung der abgeleiteten Augenbewegungen [1, 31].

Die Richtung des Schwerkraftvektors in bezug auf die Stimulationsrichtung hatte ebenfalls einen Einfluß auf die Reizantwort [15].

Bronstein et al. und Fujino et al. [4, 9] erkannten, daß bei Patienten mit einseitigem Labyrinthausfall das verbliebene intakte Otolithenorgan nach einer Kompensationsphase in der Lage war, bidirektionale Antworten auf lineare Beschleunigungen zu generieren. Patienten mit beidseitigem Vestibularisausfall zeigten einen stark abgeschwächten linearen vestibulären Reflex [9, 11].

6.5.2 Lineare Beschleunigung in der nasookzipitalen Achse (x-Achse)

Wenige Untersuchungen in der nasookzipitalen Achse

Einige wenige Untersuchungen beschäftigen sich auch mit einer linearen Stimulation in der nasookzipitalen Achse (Tabelle 6.8). Während einige Arbeitsgruppen keine Bulbusauslenkungen mit dieser Stimulationstechnik nachweisen konnten [2, 25], erkannten Baloh et al. [1] und Paige und Tomko [27] hier vertikale kompensatorische Augenbewegungen.

In den von uns durchgeführten Voruntersuchungen zeigten die Probanden bei Stimulation in Rückenlage (Abb. 6.6) bei einer Stimulationsfrequenz von 1,25 Hz teils kompensatorische teils nystagmusförmige vertikale Augenbewegungen (Abb. 6.7).

Über unsere endgültigen Ergebnisse bei interauraler und nasookzipitaler linearer Stimulation wird nach Abschluß der Studie an anderer Stelle ausführlich berichtet.

Tabelle 6.8. Für verschiedene Publikationen bezüglich der linearen Stimulation in der nasookzipitalen Achse (x-Achse) sind der Stimulus, die Untersuchungsobjekte, die maximale Beschleunigung, die Stimulusfrequenz und -amplitude sowie die nachweisbaren Augenbewegungen dargestellt

Autor	Jahr	Stimulus	Untersuchungsobjekt	Beschleunigung (in g)	Stimulusfrequenz (in Hz)	Stimulusamplitude (in cm)	Augenbewegung
Niven et al.	1966	S	Mensch	0,58	0,2 – 0,8	unbek.	keine
Baloh et al.	1988	P	Mensch	0,17 – 0,5	0,3	unbek.	kompens.
Paige	1991	HS	Affe	0,36	0,5 – 5	0,3 – 32	vertikale
Borel u. Lacour	1992	S/HS	Katze	bis 1,13	0,05 – 1,39	14,5	keine

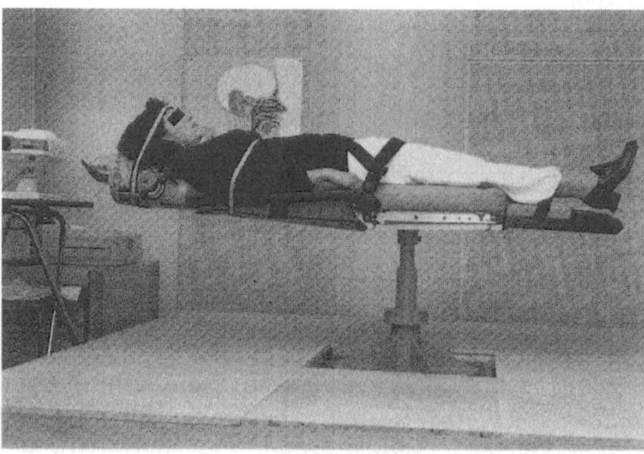

Abb. 6.6. Hubstuhl der Firma Toenies mit Probandin in Rückenlage zur linearen Beschleunigung in der nasookzipitalen Achse (x-Achse)

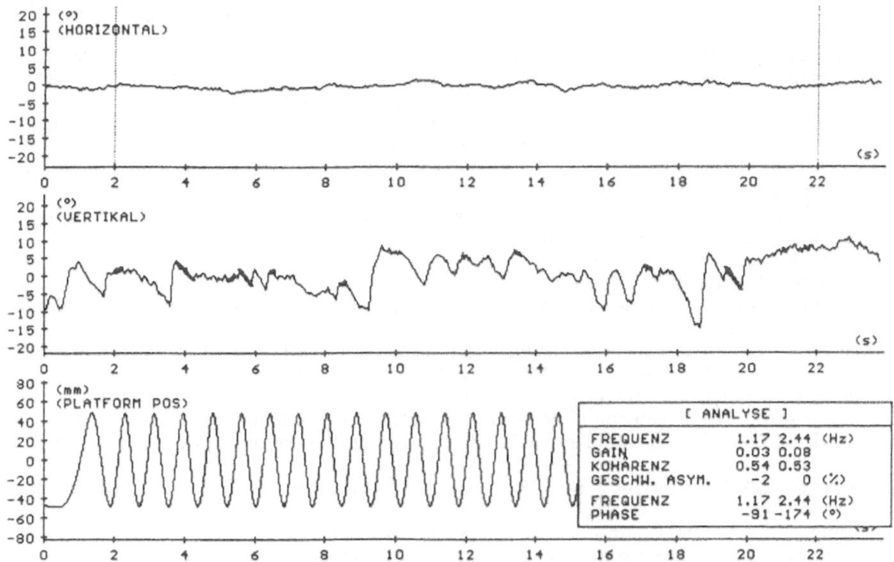

Abb. 6.7. Die obere Kurve stellt die horizontale, die mittlere Kurve die vertikale Augenbewegung dar. In der unteren Kurve ist die Hubstuhlauslenkung aufgezeichnet. Bei einer Stimulationsfrequenz von 1,25 Hz und geschlossenen Augen sind in Rückenlage deutliche vertikale Bulbusauslenkungen zu erkennen

6.6 Zusammenfassung

Zusammenfassend bleibt festzuhalten, daß Untersuchungen des makulookulären Reflexes bisher nur im Rahmen von experimentellen Studien an wenigen Zentren durchgeführt werden. Sie haben derzeit noch keinen festen Platz in der Routinediagnostik von Schwindel und Otolithenfunktionsstörungen. Die Entwicklung eines standardisierten Untersuchungsverfahrens bezüglich des makulookulären Reflexes ist jedoch besonders zur Diagnostik von Störungen im Rahmen des visuell vestibulären Systems unabdingbar und sollte Ziel weiterführender Forschungsprojekte sein.

Makulookulare Reflexe haben derzeit noch keinen festen Platz in der Routinediagnostik

Literatur

1. Baloh RW, Beykirch K, Honrubia V, Yee RD (1988) Eye movements induced by linear acceleration on a parallel swing. J Neurophysiol 60, 6:2000–2013
2. Borel L, Lacour M (1992) Functional coupling of the stabilizing eye and head reflex during horizontal and vertical linear motion in the cat. Exp Brain Res 91 (2):191–206
3. Bronstein AM, Gresty MA (1988) Short latency compensatory eye movement responses to transient linear head acceleration: A specific function of the otolithoocular reflex. Exp Brain Res 71:406–410
4. Bronstein AM, Gresty MA, Brockes B (1991) Compensatory otolithic slow phase eye movements responses to abrupt linear head motion in the lateral direction. Acta Otolaryngol (Stockh) Suppl 481:42–46
5. Buizza A, Leger A, Droulez J, Berthoz A, Schmid R (1980) Influence of otolithic stimulation by horizontal linear acceleration on optokinetic nystagmus and visual motion perception. Exp Brain Res 39:165–176
6. Dandy WE (1937) Menière's disease: it's diagnosis and treatment. South med J 30 (6): 621–623
7. Demer JL (1995) Evaluation of vestibular and visual oculomotor function. Otolaryngol Head Neck Surg 112 (1):16–35
8. Demer JL, Honrubia V, Baloh RW (1994) Dynamic visual acuity: a test for oscillopsia and vestibuloocular reflex function. Am J Otol 15/3: 340–47
9. Fujino A, Tokumasu K, Yosio S, Naganuma H (1991) Sinusoidal linear accelerations test on peripheral vestibular disturbances. Acta Otolaryngol (Stockh) Suppl 481:67–68
10. Fukushima K, Fukushima J (1991) Eye movement and neuronal response in the region of the interstitial nucleus of cajal during sinusoidal vertical linear acceleration in alert cats elicited by linear acceleration. Acta Otolaryngol (Stockh) Suppl 481:37–41

11. Furmann JMR, Baloh RW (1992) Otholithocular testing in human subjects. Ann NY Acad Sci May 22; 656:431–451
12. Goldberg JM, Desmadryl G, Baird RA, Fernandez C (1990) The vestibular nerve of the chinchilla. V. Relation between afferent discharge properties and peripheral innervation patterns in the utricular macula. J Neurophysiol 63:791–804
13. Golding JF, Benson AJ (1993) Perceptual scaling of wholebody low frequency linear oscillatory motion. Aviat Space Environ Med Jul; 64 (7):636–640
14. Hartung E (1982) Beeinflussung der visuellen Leistung des Menschen unter Einwirkung mechanischer Schwingungen, Bremen (Diss)
15. Hashiba M, Wetzig J, Baumgarten R, Watanabe S, Baba S (1991) Influence of gravity vector on eye movement elicited by linear acceleration. Acta Otolaryngol (Stockh) Suppl 481:64–66
16. Hess BR, Dieringer N (1991) Spatial organization of linear vestibuloocular reflexes of the rat: responses during horizontal and vertical linear acceleration. J Neurophysiol Dec; 66 (6):1805–1818
17. Jatho K (1957) Über die Bedeutung des Dandyschen Symptoms bei einseitigemVerlust der Vestibularisfunktion. Arch Ohr Nas Kehlk Heilk 172:543–552
18. Jones GM, Rolph R, Downing GH (1980) Comparison of human subjective and oculomotor responses to sinusoidal vertical acceleration. Acta Otolaryngol 90:431–440
19. Jongkees LBW (1960) Some remarks on the function of vetibular organ. J Laryng 74: 511–30
20. Jongkees LBW, Philipszoon AJ (1962) Nystagmus provoked by linear acceleration. Acta Physiol Pharmacol Neerl 10:239–247
21. Lempert T, Gianna C, Brookes G, Bronstein AM, Gresty MA (1996) Transaural linear vestibuloocular reflex from a single utricle. Brain Research Bulletin Vol 40; 5/6:311–313
22. Matsushima J, Harada C, Kumagai M, Suganuma T, Ifukube T, Takahashi M, Tanaka K (1992) Recording eye movement during stepping in place with a CCD (charge coupled device) imagesensor. Auris Nasus Larynx 19 (3):153–160
23. McCabe BF (1964) Nystagmus response of the otolith organs. Laryngoscope 74:372–381
24. Meyer zum Gottesberge A (1952/53) Störung der visuellen Wahrnehmung nach Vestibularisausfall. Arch Ohr Nas Kehlk Heilk 162:62–66
25. Niven JI, Hixson WC, Correia MJ (1965) Elication of horizontal nystagmus by periodic linear acceleration. Acta Oto-Laryngol 62:429–462
26. Paige GD (1989) The influence of target distance on eye movement responsesduring vertical linear motion. Exp Brain Res 77:585–593
27. Paige GD, Tomko DDL (1991) Eye movement responses to linear head motion in the squirrel monkey. I Basic characteristics. J Neurophysiol 65:1170–1182
28. Schmäl F, Kumpf W, Stoll W (1996) Der Einfluß verschiedener Elektrodenanordnungen und willkürlicher, reproduzierbarer Artefakte auf die computergestützte Nystagmusanalyse. Laryngo Rhino Otol 75 (3):148–153
29. Schmäl F, Stoll W (1997) Der makulookuläre Reflex und die visuelle Wahrnehmung während vertikaler Körperbeschleunigung. Laryngo Rhino Otol 75 (9):S23–27
30. Sjöberg AA (1931) Experimentelle Studien über den Auslösemechanismus der Seekrankheit. Acta otolaryng Suppl 15:36–123
31. Skipper JJ, Barnes GR (1989) Eye movements induced by linear acceleration are modified by visualization of imaginary targets. Acta Otolaryngol Suppl 468:289–293
32. Stoll W, Werner F, Kaufmann G (1991) Objektivierung visueller Wahrnemungsstörungen nach einseitigem Vestibularisausfall. Laryngo-Rhino-Otol 70:56–61
33. Takahashi M, Midorikawa C, Tsujita N (1987) Study of gaze stabilisation during walking and running observation by vertically oscillating platform. In: Graham MD, Kemink JL (Hrsg) The vestibular system: neurophysiologic and clinical research. Raven Press, New York
34. Takahashi M, Hoshikawa H, Tsuita N, Akijama J (1988) Effect of labyrinthne dysfunction upon head oscillation and gaze during stepping and running. Acta Otolaryngol 106:348–353
35. Walsh EG (1961) Role of vestibular apparatus in the perception of motion on a parallel swing. J Physiol 155:506–13
36. Watanabe Y, Mizukoshi K, Yasuda K, Ishii M, Sekiguchi C (1991) Eye movementelicited by linear acceleration. Acta Otolaryngol (Stockh) Suppl 481:34–36
37. Wilson VJ, Jones GM (1979) Mammalian vestibular physiology. Plenium, New York 1–365

Lasertherapie von Otolithenstörungen

M. Westhofen, U. Mangold, W. Wöllmer und M. Wehner

KAPITEL 7

Lasertherapie von Otolithenstörungen

M. Westhofen, U. Mangold, W. Wöllmer und M. Wehner

7.1 Einleitung

Multimodale Organisation des Körpergleichgewichts

Das Konzept der Therapie vestibulären Schwindels gründet sich auf die multimodale Organisation des Körpergleichgewichts und der Blickstabilisation (Westhofen, 1997). Okuläre, zervikale, labyrinthäre und zentralnervöse Funktionsstörungen sind einzeln oder in Kombination zu beobachten. Für den Otologen und Otomikrochirurgen stehen die Erkrankungen des Labyrinths und der nachgeschalteten Neurone im Vordergrund des Interesses. Als Therapieverfahren stehen medikamentöse, physikotherapeutische und Lagerungsverfahren sowie funktionserhaltende und ablative mikrootochirurgische Verfahren zur Verfügung. Bei Patienten mit multitopen Ausfällen vestibulärer Funktionen oder Patienten, deren vestibuläre Kompensationsleistung altersbedingt oder durch zentralnervöse Funktionsminderung reduziert ist, sind Behandlungserfolge mit sämtlichen o.g. Verfahren nicht leicht zu erreichen. Indikation und Erfolge funktionserhaltender operativer Verfahren, die bei Erkrankungen mit Fehlregulation des endolymphatischen und/oder perilymphatischen Drucks einhergehen, werden bislang kontrovers diskutiert. In Fällen von persistierendem rezidivierendem Labyrinth-Attacken-Schwindel wird in den kurzen Anfallsintervallen meist keine Beschwerdefreiheit erzielt, da sich vollständige Kompensation über mehrere Wochen erst einstellt. In Fällen von einzeitigen unilateralen Labyrintherkrankungen oder nach destruktiver operativer Therapie eines Labyrinths stellt sich Beschwerdefreiheit nach Wochen gestörten Gangs und Stehens ein. Trotz physikotherapeutischen Kompensationstrainings persistiert nicht selten geringer Belastungsschwindel.

Ablative mikrootochirurgische Verfahren

Die Untersuchungen von Fernandez und Goldberg zur Physiologie der vestibulären Bahnen und Kerngebiete haben belegt, daß Funktion und Struktur des Nucleus vestibularis nach unilateraler Deafferentierung den vestibulookulären Reflex reorganisieren. Hierfür werden kommissurale Neurone wie auch intranukleäre cristäre und maculäre Neurone eingesetzt (Fernandez, Goldberg, 1976). Aus klinischer Erfahrung und tierexperimentellen Ergebnissen ist bekannt, daß unilateraler Ausfall der Maculafunktion zu deutlich kürzerer Kompensationszeit führt als nach Crista-Funktionsverlust. Ausfall der Maculafunktion führt darüber hinaus zu kurzfristiger Suppression des cristären vestibulookulären Reflexes (Oosterfeld, 1969).

Ausfall der Maculafunktion

Selektiv an den Maculaorganen angreifende mikrochirurgische Verfahren wurden erstmals von Nomura et al. (1993) zur Therapie des benignen paroxysmalen Lagerungsschwindels angegeben. Hierfür wurde Argonlaser in das eröffnete Vestibulum nach Stapedektomie appliziert, ohne daß eine Hörminderung zu beobachten gewesen sei. In einer jüngst erschienenen Arbeit des gleichen Autors wird eine Laserirradiation des posterioren Bogengangs am Tier berichtet (Nomura et al., 1997).

7.2 Klinisches Bild bei Maculafunktionsstörungen

Von 25% der Patienten, die sich wegen Schwindelbeschwerden vorstellen, werden Liftschwindel oder das Gefühl, nicht recht gerade aufrecht zu gehen, ein Kippen bei bestimmten Körperlagen zu bemerken oder ein Gefühl auf Watte zu gehen, angegeben. Hörminderungen werden in nur 15% der Fälle gleichzeitig bestehend angegeben. In einem Drittel dieser Fälle treten die genannten Beschwerden im Wechsel oder nach Ablauf von Drehschwindelbeschwerden auf. In 6% der Patienten mit Menière-Trias treten im Verlauf der Erkrankung neben Drehschwindelattacken auch die o.g. Symptome auf. Bei 48% der Patienten, bei denen Otolithendysfunktionen diagnostisch zu erfassen sind, ergibt sich aus der Form der Beschwerden kein Hinweis auf die zugrunde liegende Lokalisation.

7.3 Diagnostik bei Maculafunktionsstörungen

Zur Erkennung, Objektivierung und Quantifizierung von Maculaerkrankungen stehen inzwischen eine Reihe abgestufter Diagnostikprozeduren zur Verfügung.

7.3.1 Einfache Screening-Verfahren

Die Untersuchung der subjektiven haptischen oder subjektiven optischen Vertikalen erfolgt im Sitzen und unter 20° Lateralkippung. Normierungen hierzu liegen vor. Der Wert der Untersuchung wurde inzwischen von anderen Untersuchern bestätigt. Die Normierungen unterscheiden sich in Abhängigkeit von der Einrichtung des Untersuchungsplatzes geringfügig (Westhofen, 1994a, Westhofen, 1996, Clarke, 1995).

Torsionale Augenbewegung unter Lateralkippung des Kopfes

Die Beobachtung der torsionalen Augenbewegung mit der Frenzelbrille unter Lateralkippung des Kopfs durch den Untersucher sollte stets vor der Prüfung des Provokations- und des Lagenystagmus im Zusammenhang mit der Untersuchung des Spontannystagmus erfolgen. Die Intensität der Augentorsion nach rechts und links wird verglichen. Sie liegt bei einer Kippung um 20° lateral bei 6–8°. Üblicherweise treten dabei keine torsionalen Nystagmusschläge auf.

7.3.2 Rotatorische Tests der Maculafunktion

Die seitengetrennte Untersuchung des Macula-VOR erfordert
statischen O-VOR

- Thermische Reizung (Methode nach Hallpike) oder exzentrische Rotation (Abb. 7.1)

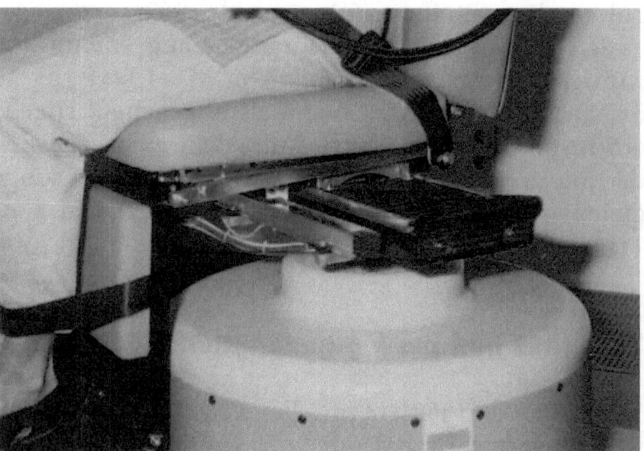

Abb. 7.1. Detail des computergesteuerten Drehstuhls zur seitengetrennten Stimulation der Otolithenorgane durch exzentrische Rotation. Verschiebung des Patienten während konstanter Rotationsgeschwindigkeit entlang der erkennbaren Achse, bis ein Labyrinth in der Drehachse liegt

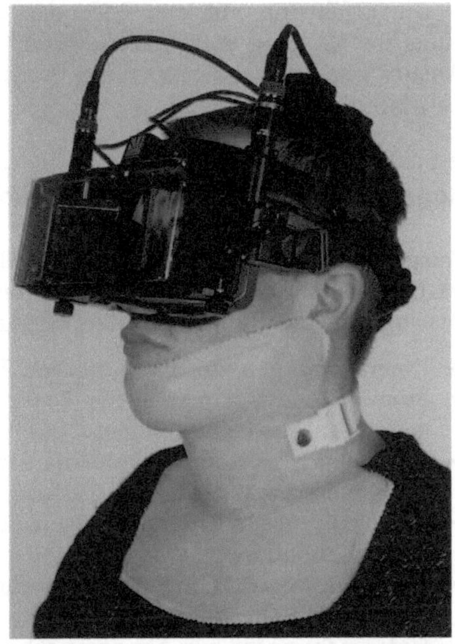

Abb. 7.2. Untersuchung torsionaler Augenbewegungen bei seitengetrennter Stimulation der Otolithenorgane. Fixierung des Kopf-Hals-Übergangs zur Vermeidung kompensatorischer Kopfkippung des Patienten während der Untersuchung

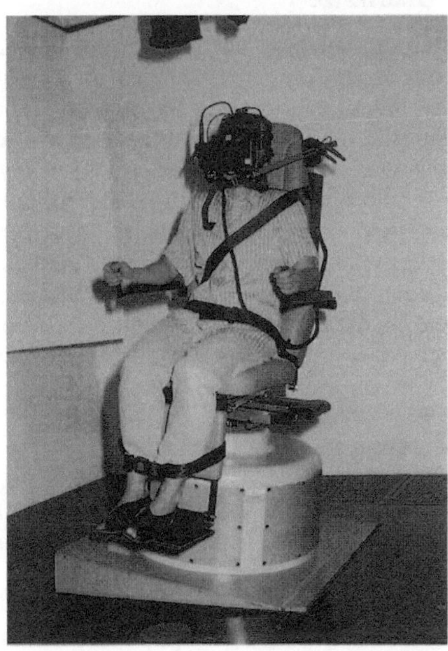

Abb. 7.3. Untersuchungssituation zur Schrägachsenrotation zur Überprüfung des otolithenabhängigen vestibulokulären Reflexes. Aus Demonstrationsgründen hier ohne die in Abb. 7.2 gezeigte Kopfstabilisierung

- Registrierung der Antworten durch Videookulografie (Abb. 7.2) oder subjektive Vertikale

dynamischen O-VOR

- Schrägachsenrotation (OVAR = off vertical axis rotation) (Abb. 7.3)
- Registrierung dynamischer Antworten durch ENG oder VOG

Für die genannten Verfahren sind bereits Normierungen erarbeitet, die für den klinischen Einsatz gedacht sind (Westhofen, 1994b).

Die quantitative Erfassung der Maculafunktion und des O-VOR sind obligater Bestandteil der präoperativen Diagnostik bei funktionserhaltenden und druckregulierenden Eingriffen an den Fenstern oder im Bereich des Saccus endolymphaticus.

Die Erfahrung mit den Befunden dieser Testverfahren haben die Erfahrung im Umgang mit Maculaerkrankungen erheblich erweitert. Sie haben Anstoß gegeben zu derzeit noch tierexperimentellen Verfahren zur selektiven Labyrinthektomie.

7.4 Konzept der selektiven Labyrinthektomie

Ausgehend von den weiter oben dargelegten physiologischen Eigenheiten des vestibulären Systems in Zusammenhang mit den Maculaafferenzen wurden bislang folgende Teilstudien durchgeführt:

- Untersuchungen zur anatomischen Topografie der Macula beim Menschen
- Biometrische Dosimetrie der Laserwirkung bei transplatinaler Laserapplikation am Meerschweinchen
- Intraoperatives Neuromonitoring der Hör- und Fazialisfunktion beim Meerschweinchen während transplatinaler Argon-Laser-Applikation
- Ultrastrukturelle Untersuchungen der Otolithenorgane nach transplatinaler Laserapplikation
- Transmissionsmessungen zum Einfluß der Laserwellenlänge an der menschlichen Fußplatte
- Untersuchungen zur topografischen Anatomie der Otolithenorgane der Hauskatze

Irradiation der Maculaorgane

Ein dauerhafter endoperilymphatischer Shunt wird nicht angestrebt

Ziel der Studien ist die Irradiation der Maculaorgane durch die geschlossene Stapesfußplatte hindurch, so daß Cristae und Cochlea ungeschädigt bleiben, die Maculae sacculi und utriculi dauerhaft funktionsuntüchtig werden. Ein dauerhafter endoperilymphatischer Shunt wie z. B. bei der Cochleo-Sacculotomie wird nicht angestrebt, um das Labyrinth funktionstüchtig zu erhalten. Eine laserchirurgische Resektion der Maculae ist nicht erwünscht, um die nachgeschalteten Neurone zu erhalten und den Fundus des inneren Gehörgangs medial der Macula sacculi nicht zu erreichen. Aus dem gleichen Grunde war das Studiendesign primär als Dosisfindungsstudie anzulegen. Wegen der potentiellen cochleären Schädigung und der bislang unbekannten Langzeitergebnisse der Laserapplikation auf das Vestibulum waren Tierversuche notwendig.

7.5 Messungen zur Lasertechnik

Um den Einsatz anderer Laser-Wellenlängen auf die transplatinale Laserirradiation zu überprüfen, wurden darüber hinaus Transmissionsmessungen am menschlichen Stapes durchgeführt. Dazu wurden Messungen an einem Durchlichtmikroskop mit einem Breitbandspektrometer vorgenommen. Der Meßfleck betrug jeweils 800 μm Durchmesser. Wegen der Vergütung der optischen Elemente des Meßaufbaus war der Meßbereich auf 400–900nm beschränkt.

7.6 Topografische Anatomie der Otolithenorgane

Um die Erreichbarkeit der Otolithenorgane Sacculus und Utriculus durch transplatinale Laserchirurgie zu evaluieren, wurden bisher Präparationen am Menschen, am Meerschwein und an der Katze durchgeführt. Die vergleichenden Beobachtungen ließen eine nahezu übereinstimmende topografische Lage der Otolithenorgane in bezug auf die Fußplattenebene erkennen. Bei transmeatalem Zugang zur ovalen Nische ist der Sacculus nach Entfernung der Fußplatte nahezu vollständig einsehbar. Die Otolithenmembran liegt dorsomedial im Vestibulum. Die Wand des Sacculus wölbt sich über der Otolithenmembran im Vestibulum auf die Fußplatte zu, die beim Menschen nur selten (Gulya u. Schuknecht, 1995), bei den eigenen Beobachtungen an Meerschweinchen und Katzen nie berührt wurde. Der Utriculus ist an der kranioventralen Wand des Vestibulums gelegen. Er wird durch den knöchernen Fazialiskanal zum Teil verdeckt. Die Wände des Utriculus und Sacculus berühren sich. Die Kontur der Macula sacculi ist rundoval, die der Macula utriculi langgestreckt und an den beiden Enden geknickt. Absolute und relative Größen der Maculae im Vergleich zur Nischenöffnung sowie die Konturen sind für Menschen, Meerschweinchen und Katzen in typischer Weise unterschiedlich.

7.7 Experimentelle Mikrochirurgie

In der ersten Phase der Untersuchungen wurden 35 weibliche Meerschweinchen (Gewicht 130–180 g) untersucht. Alle Tiere wurden präoperativ in wachem Zustand durch Kippung in der x-Ebene auf die Symmetrie ihrer tonischen Haltereflexe untersucht. Die Reaktion der Tiere wurde videografisch dokumentiert. Nach i.p.-Narkose (Barbiturat) wurden BERA-Registrierungen bilateral nach Reizung mittels Knochenleitungshörer als Ausgangsbefund erstellt.

Über retroaurikulären Zugang wurde tympanotomiert und die ovale Nische exponiert. Hierzu wurde das Inkostapedialgelenk unterbrochen und die stets ossifizierte A. stapedia mittels eines 0,1 mm Häkchens über der Fußplatte entfernt. Der Canalis facialis wurde mit der Diamantfräse zur besseren Einstrahlung des Lasers auf die Fußplatte tiefgelegt. Zu diesem Zeitpunkt wurde die BERA-Registrierung jeweils wiederholt.

Applikation des Argon-Lasers

Die Applikation des Argon-Lasers erfolgte über den Mikroskop-Mikromanipulator zwischen die Stapesschenkel in die Mitte der Fußplatte. Die Einkopplung des Laserstrahls wurde über eine Glasfaser vorgenommen, so daß im Non-Kontakt-Mode mikroskopisch gearbeitet wurde. Die Laserimpulse hatten eine Intensität von 0,8–1,2 Watt. Die Dauer betrug 130 ms, die Pausen zwischen den einzelnen Pulsen währten 300 ms–1 s. Nach jeweils 20 Pulsen wurde eine Pause der Bestrahlung von 30 s eingelegt, um die Überhitzung zu vermeiden. Nach jeweils 100 Pulsen wurden Kontrolluntersuchungen der Cochleafunktion durch BERA durchgeführt. Nach Abschluß der Laserirradiation wurde die runde Nische mit Bindegewebe abgedeckt und Trommelfell und Gehörgang zurückverlagert.

Am ersten postoperativen Tag wurde erstmals der tonische Haltereflex bei Lateralkippung untersucht (vgl. oben). Die Untersuchungen wurden täglich wiederholt und videografisch dokumentiert. Die Tiere blieben für jeweils zwei und vier Wochen im Versuch. Danach wurde in tiefer Barbiturat-Narkose eine BERA-Registrierung durchgeführt. Mit Kreislauf-Restfunktion erfolgte die Perfusion mit Glutaraldehyd. Unmittelbar anschließend wurden die Felsenbeine disseziert und über 8–10 Wochen entkalkt. Es wurden Semidünnschnitte und transmissionselektronenmikroskopische Präparate der Otolithenorgane, der basalen Cochlea und der Bogengangsampullen untersucht.

Als Kontrollgruppe wurden 2 Tiere mit einer Plazebooperation, d. h. mit Tympanotomie jedoch ohne Laserbestrahlung in identischer Weise nachuntersucht.

7.8 Resultate

7.8.1 Transmissionsmessungen an der Stapesfußplatte

Mit zunehmender Wellenlänge nimmt der Transmissionsgrad zu

Mit zunehmender Wellenlänge nimmt der Transmissionsgrad von 1,5% bei 514 nm auf 4% bei 900 nm zu. Signifikant sind in diesem Zusammenhang die relativen Werte. Die Absolutwerte hängen vom Feuchtigkeitsgehalt des Knochens und der Art der Beleuchtung mit Einfluß auf die Streuverluste ab. Ausgehend von diesen Messungen ergibt sich ein optimales Verhältnis von Transmission zu Reflexion des Laserstrahls für Nd:YAG- oder Diodenlaser bei 900 nm. Die durch die Fußplatte eingestrahlte Laserleistung wird im Vestibulum als diffuse Strahlung durch den Perilymphraum abgegeben und erreicht die Wand des Sacculus und des Utriculus, die den Endolymphraum als einschichtige Zellage begrenzen. Wegen der leichteren Applikation über den Mikromanipulator des Operationsmikroskops wurde in der ersten Phase der Untersuchungen am Meerschwein mit Argon Laser gearbeitet.

7.8.2 Ergebnisse der tierexperimentellen Mikrochirurgie

Intraoperativ kam es bei Applikation von mehr als 2200 Lasereinzelimpulsen zur Perforation der Fußplatte. Die BERA-Potentiale änderten ihre Latenzzeiten nur kurzfristig bei Bestrahlung der Fußplatte mit mehr als 1400 Laserimpulsen. Dauerhafte Einschränkungen der präoperativ bestimmten Hörschwellen waren nicht festzustellen, sofern die Anzahl der Laserimpulse <1800 betrug. Die BERA-Antworten der Tiere vor Versuchsende (nach zwei bzw. vier Wochen) waren in keinem der Fälle von dem unmittelbar postoperativ noch während der andauernden Narkose erhaltenen Befund abweichend.

Postoperativ schwere vestibuläre Funktionsstörungen

Tiere mit mehr als 950 Laserimpulsen wiesen postoperativ für mehr als 7 Tage schwere vestibuläre Funktionsstörungen auf. Dabei fielen vor allem Drehbewegungen der Körperlängsachse und gekrümmte Körperhaltung auf die Seite des operierten Ohrs auf. Gerichtetes Laufen war innerhalb der ersten 3–5 Tage nicht möglich.

Tiere mit 350–700 Laserimpulsen zeigten ungestörte Spontanmotorik. Stehen und Laufen waren unbeeinträchtigt. Bei lateraler Kippung abwärts auf der operierten Seite war innerhalb der ersten drei Tage postoperativ keine Extension der Extremitäten zu beobachten. Kontralaterale Kippung führte zu ungestörtem tonischen Haltereflex. Ab dem vierten postoperativen Tag waren die tonischen Haltereflexe symmetrisch wiederhergestellt. Nach Ablauf des vierten postoperativen Tags wurden in keinem Falle neu eintretende vestibuläre Funktionsstörungen beobachtet.

7.8.3 Morphologische postoperative Befunde

Die histologischen Untersuchungen zeigten bis zu 350 Laserimpulsen keine Abweichung von der Norm.

Bei mehr als 950 Laserimpulsen waren schwere Strukturschäden der Otolithenorgane zu beobachten. Die Otolithenmembran als Grenzschicht zwischen Endo- und Perilymphraum war perforiert. Die Otolithen waren zerstört. Die Macula war von Granulationsgewebe und Fibrozyten bedeckt (Abb. 7.4, 7.6).

Bei 300–700 Laserimpulsen fanden sich intakte Verhältnisse an der Stapesfußplatte. Die Wand der Otolithenorgane, die Endo- und Perilymphraum trennt, war stellenweise perforiert. In ganzer Länge lag diese Membran be-

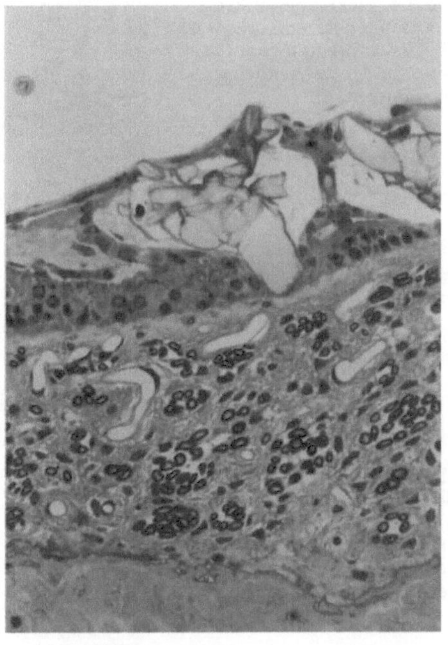

Abb. 7.4. Semidünnschnitt der Macula sacculi und der Otolithenmembran des Meerschweinchens nach 950 Laserimpulsen. Zerstörte Otolithen, Fibrozyten umgeben die dystopen Otolithen. Macula stark zerstört

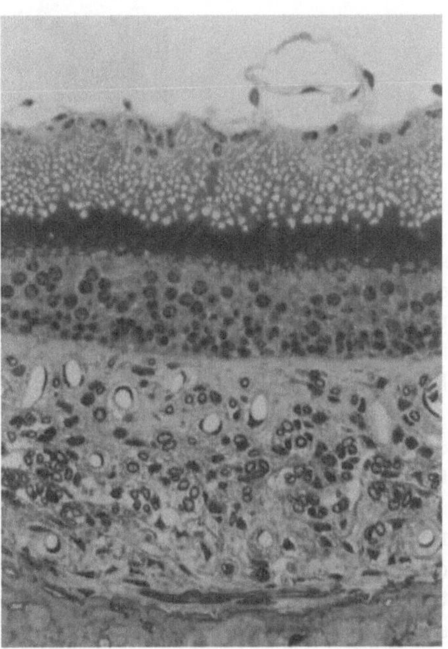

Abb. 7.5. Semidünnschnitt der Macula sacculi des Meerschweinchens nach 500 Laserimpulsen. 2 Wochen postoperativ. Die Wand des Sacculus liegt der Otolithenmembran auf. Macula intakt. Otolithenmembran regelrecht erhalten

stehend aus einer einlagigen Zellschicht der Otolithenmembran unmittelbar auf. Der Endolymphraum der Otolithenorgane war kollabiert. Die Macula war intakt. Die Otolithen waren stellenweise dysmorph (Abb. 7.5, 7.7).

7.9 Diskussion

Die Praxis der Genehmigung von Tierversuchen in Europa führte in der ersten Phase der Untersuchungen zur Wahl des Meerschweinchens als Modell für die selektive Labyrinthektomie. Neben der für mikrochirurgische Experi-

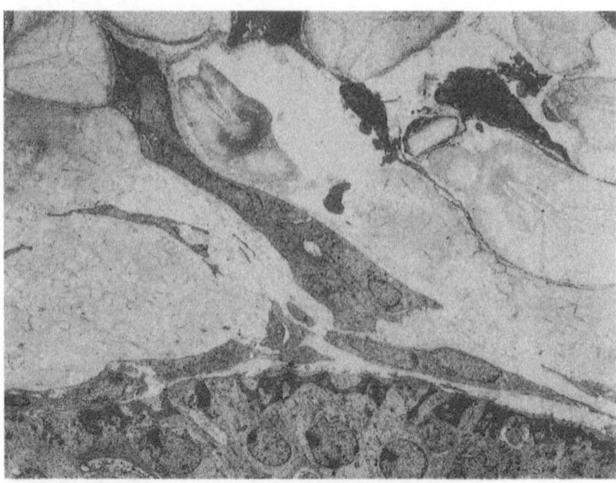

Abb. 7.6. Elektronenmikroskopisches Bild entsprechend Abb. 7.4 mit zerstörten Otolithen und zwischengelagerten Fibrozyten

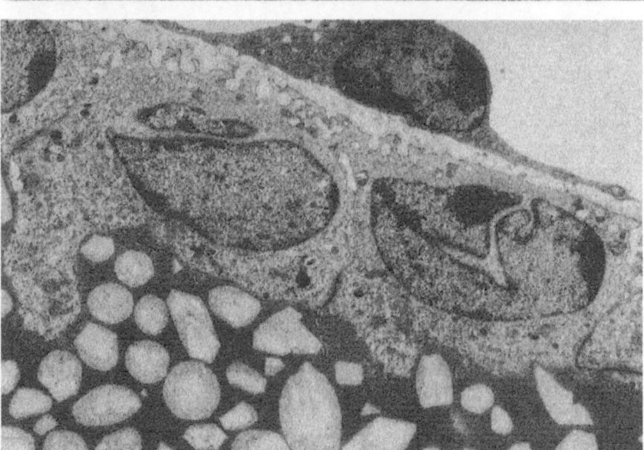

Abb. 7.7. Elektronenmikroskopisches Bild entsprechend Abb. 7.5 der Otolithenmembran unmittelbar aufliegenden Wand des Sacculus. Regelrechte Otokonien

mentalchirurgie störend kleinen Dimension der Fußplatte des Meerschweinchens von 1,0×1,5 mm für die Applikation des Lasers weisen die Tiere eine verknöcherte A. stapedia auf, die eine unmittelbare Bestrahlung des Vestibulums verhindert. Die notwendige Abtragung der Verknöcherung gelingt ohne Berührung der Fußplatte.

Dieser Effekt ist dosisabhängig

Wie aus den dargestellten Untersuchungsergebnissen belegt ist, ist die Laserirradiation der Maculae sacculi und utriculi durch diffuse Bestrahlung mittels Argon-Laser grundsätzlich geeignet, die Wand der Otolithenorgane zu destruieren. Das Auftreffen der Laserstrahlung auf die Fußplatte führt zu einer diffusen Streuung der Laserstrahlung. Dadurch ist für eine Bestrahlung der Otolithenorgane mit geringer Dosis gesorgt und eine gezielte Ausschaltung einzelner Anteile der Maculae durch direkten Laserbeschuß ausgeschlossen. Dieser Effekt ist dosisabhängig. Die eingestrahlte Dosis ist durch die Laserleistung, die Dicke der Fußplatte und die Wellenlänge des Lasers bedingt. Nach den vorliegenden Ergebnissen an Meerschweinchen ist die therapeutische Breite der Lasereinstrahlung derart groß, daß die interindividuellen Schwankungen der Fußplattendicke auf das Bestrahlungsergebnis hinsichtlich der vestibulären Funktionsstörungen und der morphologischen Befunde ohne Einfluß sind. Die gewonnenen Dosisdaten gelten allerdings nur für das Modell ‚Meerschweinchen'. Für die topografisch analogen Verhältnisse bei der Katze müssen daher in gleicher Weise Dosisfindungsstudien angelegt werden. Bei Einstrahlung der optimalen Laserdosis ist eine temporäre Perforation der Otolithenwand mit endoperilymphatischer Fistel zu erwarten, die zu einem Kollaps der Otolithenwand, einer einlagigen Zellschicht, auf die Otolithenmembran führt. Diese auf den Otolithen aufliegende Membran verhindert bei physiologischer Stimulation der Macula eine adäquate Verschiebung der Otolithen und damit eine Erregung der Maculae. Die Macula selbst bleibt strukturell intakt. Schäden der Cristae oder der Cochlea waren bei den adäquaten Laserdosierungen postoperativ nicht zu beobachten.

Da Meerschweinchen stereotyp auf unbekannte Reize durch Kauern am Boden reagieren, war für die postoperative vestibuläre Funktionsprüfung die Beobachtung des Spontanverhaltens nicht geeignet. Dynamische Haltereflexe bei Kippmanövern wurden daher seitengetrennt untersucht und videografisch dokumentiert. Die Kippreflexe sind bereits seit langem am Tier und beim Menschen untersucht (Rademaker 1931, Rademaker u. Garcin 1933). Normale Tiere strecken die Extremitäten auf der Seite des abwärts gekippten Ohrs und stabilisieren damit die interaurale Achse in der Horizontalen. Der beobachtete Reflex wird seitendifferent gebahnt und eignet sich daher für die postoperative Kontrolle der Otolithenfunktion. Nach Ablauf von 3 Tagen postoperativ normalisieren sich die tonischen Haltereflexe selbst bei histologisch nachgewiesenem Ausfall des Otolithenorgans. Offensichtlich kommt es zu einer früh einsetzenden vestibulären Kompensation. Vergleichbare Erfahrungen wurden bislang im Rahmen klinischer Untersuchungen der Otolithenfunktion bei Patienten mit einseitiger Otolithendysfunktion und ungestörter Bogengangsfunktion gemacht. Das Kompensationszeitintervall beträgt in diesen Fällen ebenfalls drei Tage. Der im Vergleich zu Bogengangsausschaltungen auffallend kurze Zeitraum für die vestibuläre Kompensation ist als entscheidender Vorteil der selektiven gegenüber der konventionellen Labyrinthausschaltung zu sehen.

Selektive Labyrinthektomie der Otolithenorgane

Die selektive Labyrinthektomie der Otolithenorgane führt zu einer Ausschaltung der Wahrnehmung der Erdschwere und der Lagewahrnehmung im Raum. Entsprechend der Funktion der Otolithenorgane führt deren Ausschaltung zu einer reduzierten Aktivität auch der Crista-abhängigen Reflexantworten. Eine vollständige Deafferentierung ist mittels der selektiven Labyrinthektomie nicht zu erwarten.

Mögliche Indikationen für die selektive Maculaausschaltung sind die unilaterale Otolithenfunktionsstörung, Turmarkin-Anfälle, perilymphatische Hypertension, Schwindelbeschwerden nach spontaner, traumatischer und entzündlicher Perilymphfistel sowie in ausgewählten Fällen des M. Menière und des protrahierten endolymphatischen Hydrops. Bis zu einem ersten Einsatz am Menschen sind Langzeitstudien am Tier und laserphysikalische Messungen am menschlichen Felsenbein unabdingbare Voraussetzungen.

7.10 Zusammenfassung

Weiterentwicklung der vestibulären Funktionsdiagnostik und Miterfassung des otolithenabhängigen vestibulookulären Reflexes in der klinischen Routine hat das Verständnis der Erkrankungen des Labyrinths in den letzten Jahren entscheidend erweitert. Nachdem quantitative Untersuchungsverfahren der Maculafunktion durch die exzentrische Rotation und den thermischen torsionalen VOR und den otolithenabhängigen VOR durch Schrägachsenrotation zur Verfügung stehen, werden derzeit eine Reihe mikrochirurgischer Verfahren zur Behandlung von Otolithen-Schwindel erprobt.

Das Aachener Konzept der selektiven Labyrinthektomie ist auf die Funktionsausschaltung der Otolithenorgane ohne Zerstörung der neuronalen Strukturen und auf Erhalt der Cristae und der Cochlea ausgerichtet. Hierzu wurden Intensitätsmessungen der Laserdosis bei Bestrahlung der Fußplatte mit unterschiedlichen Wellenlängen durchgeführt. Argon- und Nd:YAG-Laser erwiesen sich als geeignet. Wegen der einfachen kontaktlosen Applikation des Argon-Lasers wurde er im Rahmen mikrochirurgischer Operationen an 35

Meerschweinchen eingesetzt. Durch die geschlossene Stapesfußplatte wurden die Otolithenorgane diffus laserirradiiert; weder intra- noch postoperativ kam es zu Einschränkungen der Hörfunktion. Das Körpergleichgewicht war nach 4 Tagen jeweils wiederhergestellt, sofern eine Grenzdosis von 700 Laserimpulsen (Argon-Laser 1 Watt, 150 ms, 300 ms–1 s Pause) nicht überschritten wurde. Die unilaterale Ausschaltung der Otolithenfunktion wurde durch tonische Haltereflexe bei Lateralkippung objektiviert. 2 und 4 Wochen postoperativ wurden die Tiere histologisch untersucht. Dabei wurde nach Applikation von 300–700 Laserimpulsen ein Kollaps des Endolymphraums der Otolithenorgane gefunden. Die Maculae waren intakt. Die Otolithen waren durch die unmittelbar aufliegende Wand der Otolithenorgane in ihrer Bewegung eingeschränkt. Die topografische Anatomie des Vestibulums und der Otolithenorgane bei Meerschweinchen, Katzen und Menschen lassen eine Übertragung der jeweils gewonnenen Erfahrungen grundsätzlich zu. Anpassungen der therapeutischen Laserdosen und Langzeitbeobachtungen postoperativ am Tier sind weitere notwendige Voraussetzungen vor der Anwendung beim Menschen.

Literatur

1. Clarke AH (1995) Neuere Aspekte des vestibulookulären Reflexes. Eur Arch Oto-Rhino-Laryngol Suppl I:117–153
2. Fernandez C, Goldberg J (1976) Physiology of peripheral neurons innervating otolith organs of the squirrel monkey. I. Response to static tilts and to long duration centrifugal force. J Neurophysiol 39:970–984
3. Gulya AJ, Schuknecht HF (1995) Anatomy of the temporal bone with surgical implications. The Parthenon Publishing Group, New York
4. Nomura Y, Okuno T, Mizuno M (1993) Treatment of vertigo using laser labyrinthectomy. Acta Otolaryngol (Stockh) 113:261–262
5. Sugio Y, Nomura Y, Oki S (1997) Argon laser irrradiation to the semicircular canal. Laryngoscope 107:1107–1111
6. Oosterfeld WJ, van der Laarse WD (1969) Effects of gravity on vestibular nystagmus. Aerosp Med 40:382–385
7. Rademaker GG (1931) Das Stehen. Springer, Berlin
8. Rademaker GG, Garcin R (1933) L'épreuve d'adaptation statique suite à l'étude de quelques réactions des extrémités d'origine labyrinthique. Rev Neurol 60:566–577
9. Westhofen M (1994) Operative Therapie otogenen Schwindels – Techniken, Indikationen, Resultate. In: Schwindel und schwindelbegleitende Symptome. Stoll W (Ed). Springer, Wien New York
10. Westhofen M (1994) Objektivierung von Störungen des Otolithenapparates. In: Schwindel und schwindelbegleitende Symptome. Stoll W (Ed). Springer, Wien New York
11. Westhofen M (1996) Otolith disease – experimental findings and clinical implications. In: Intracranial and intralabyrinthine fluids Ernst A, Marchbanks R, Samii M (Eds). Springer, Berlin Heidelberg New York
12. Westhofen M (1997) Verlauf der kalorischen Erregbarkeiten nach akuter peripherer Funktionsstörung. Editorial HNO 45:112–113

Vestibuläre Symptome durch mechanische Interaktionen zwischen Mittel- und Innenohr

K.-B. Hüttenbrink

Vestibuläre Symptome durch mechanische Interaktionen zwischen Mittel- und Innenohr

K.-B. HÜTTENBRINK

8.1 Einflüsse des atmosphärischen Luftdruckes auf das Ohr

Änderungen des Umgebungsluftdruckes, wie beim Naseputzen, Schlucken, Tauchen und Fliegen, bewirken eine erhebliche Verlagerung des Trommelfells und damit der anhängenden Gehörknöchelchenkette von bis zu 1000 μm (Hüttenbrink, 1995). Im normalen gesunden Ohr werden diese großen Bewegungen durch den in den Gelenken der Ossikelkette eingebauten Schutzmechanismus jedoch nicht in das Innenohr eingeleitet. Dies ist auch verständlich, denn im Innenohr befinden sich die hochempfindlichen Sinneszellen, die auf die Perzeption der millionenfach kleineren Bewegungsimpulse der Schallwellen reagieren (Abb. 8.1). Auch die Organellen des Vestibularorgans sind hochspezialisierte Druckempfänger, deren Empfindlichkeit auf ähnlich kleine Größenordnungen wie die der Haarzellen des Corti-Organs geschätzt wird (Oman u. Young 1972).

Druckempfänger Innenohr

Im normalen Mittelohr mit gleitenden Gelenken der Ossikel wird der Steigbügel durch die atmosphärischen Luftdruckschwankungen höchstens 10–30 μm ein- und auswärts getrieben (Hüttenbrink 1995). Diese Dimensionen entsprechen den Vibrationsamplituden des Steigbügels bei sehr lauten Schalldrucken, bei denen Bewegungen von wenigen μm gemessen werden (Hüttenbrink 1997). Durch die mechanische Konstruktion des Mittelohres hat die Natur somit eine maximale Bewegung am Eingang in die Innenohrflüssigkeit vorgegeben, egal welche Form der Bewegungsauslösung, ob Schalldruck oder die viel größeren atmosphärischen Drücke, auf das Ohr in physiologischer Umgebung einwirken.

Schutzfaktor Ossikelkette

Bei einer Störung dieser Mittelohrmechanik jedoch, insbesondere bei einer Ankylose des Hammer-Amboß-Gelenkes, werden Drücke und Bewegungen bei Luftdruckänderungen in viel größerem Ausmaß in das Innenohr übertragen. Experimente am Felsenbein mit künstlich versteiftem Hammer-Amboß-Gelenk ergaben, daß jetzt bei Änderungen des Umgebungsluftdruckes die Fußplatte bis zu 100 μm ein- und auswärts getrieben wird (Hüttenbrink 1988). Auch in einer operativ veränderten Ossikelkette, z. B. bei einem Pistonersatz des Steigbügels bei der Otoskleroseoperation, nehmen die Bewe-

Gelenkarthrose

Stapespiston

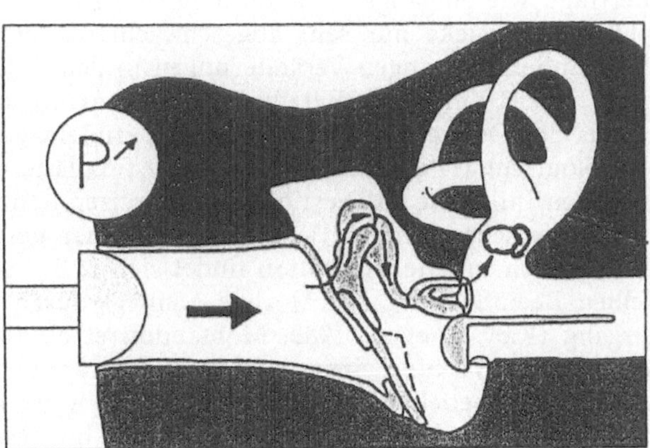

Abb. 8.1. Änderungen des Luftdruckes im Gehörgang verlagern die Ossikelkette und führen zu Bewegungen der Innenohrflüssigkeit, die das Vestibularorgan reizen können

gungen im Vestibulum erheblich zu; ein Piston wird bei Luftdruckänderungen im Gehörgang bis zu 500 µm weit verlagert (Hüttenbrink 1988).

8.2 Auslösen vestibulärer Reaktionen durch Änderungen des Luftdruckes

Es stellt sich die Frage nach der klinischen Relevanz dieser Ergebnisse, d. h. ob derartige im Felsenbeinexperiment nachweisbare exzessiven Bewegungen im Eingang des Vestibulums am Lebenden das empfindliche Innenohr irritieren können.

Aus dem klinischen Alltag sind Reaktionen des Innenohres durch mechanische Alterationen am Mittelohr bekannt. Interessanterweise zeigen sie sich hauptsächlich als Reizung des Vestibularorgans in Form von Nystagmus und Gleichgewichtsstörungen. Jeder Ohroperateur kennt die Auslösung von Schwindel, wenn bei der Stapesplastik eine lange Pistonprothese zu tief in das Vestibulum taucht und die Sacculusmembran eindrückt. Aber auch bei äußerlich normalen Mittelohren mit intaktem Trommelfell kann bei einigen Menschen durch Druckeinwirkung im Gehörgang eine Reizung des Vestibularorgans ausgelöst werden. Beim Tullio-Phänomen (Tullio 1929) sind dies sehr hohe Schalldrucke, die das Auge vom stimulierten Ohr wegrotieren lassen (Ostrowski et al. 1997). Es wird angenommen, daß die maximalen Vibrationsamplituden des Steigbügels bei diesen Patienten aufgrund einer sogenannten „Vestibulofibrose“ (Nadol 1974, 1977) am Utrikulus zerren oder die Fußplattenunterseite direkt eine vorgewölbte Utrikulusmembran berührt (Ostrowski et al. 1997). Auch für das Hennebert-Fistelsymptom (Hennebert 1911) werden derartige anatomische Kontakte zwischen Utrikulus und Fußplatte angenommen. Eine Erhöhung des atmosphärischen Luftdruckes im Gehörgang läßt hierbei das Auge vom gereizten Ohr wegrotieren (Ostrowski et al. 1997).

Tullio-Phänomen

Hennebert-Fistelsymptom

Entsprechend dieser pathophysiologischen Vorstellungen fand sich ein Tullio-Phänomen oder das Hennebert-Fistelsymptom gehäuft bei Patienten mit einer kongenitalen Syphilis, einer Ohrmißbildung, einer Labyrinthitis, einem Morbus Menière oder bei einer chronischen Mittelohrentzündung, bei denen diese postulierten Verwachsungen im Vestibulum entstanden sein können (Brandt 1991, Nadol 1974, 1977).

Vestibulofibrose

In all diesen Überlegungen war jedoch der Blick nur auf die pathologischen Veränderungen im Vestibulum gerichtet. Dies mag für das Tullio-Phänomen korrekt sein, denn hier erzeugen „normale“ Fußplattenvibrationen pathologische Innenohrreaktionen. Beim Hennebert-Fistelsymptom können jedoch auch mögliche Veränderungen des Mittelohres ins Kalkül gezogen werden, die dazu führen, daß Luftdruckschwankungen im äußeren Gehörgang ungebremst das Innenohr erreichen können. Denn das normale Mittelohr überträgt, wie eingangs erwähnt, aufgrund seines Schutzmechanismus atmosphärische Drucke nur sehr abgeschwächt in das Innenohr. Könnten nicht die Grunderkrankungen Veränderungen in den Gelenken der Ossikelkette erzeugt haben? Ein durch Entzündung oder Arthrose behinderter Gleitmechanismus der Ossikelgelenke führt im Experiment zu vielfach verstärkten, unphysiologischen Bewegungen der Stapesfußplatte, die evtl. sogar in einem normalen Innenohr das Vestibularorgan reizen könnten.

Ein klinischer Hinweis auf diese von einer gestörten Mittelohrmechanik ausgehenden Innenohrirritation findet sich z. B. in der immer wieder festgestellten Beeinflussung des Morbus Menière durch Druckapplikation im Gehörgang (Kawase et al. 1989, Montandon et al. 1988). Auch die manchmal verblüffende Wirkung einer simplen Paukenröhrcheneinlage, die ja druckausgelöste Trommelfellbewegungen verhindert, weist auf die mögliche Mitwirkung einer derartigen Mittelohrkomponente hin (Montandon et al. 1988).

M. Menière

8.3
Klinische Untersuchungen mit Druckapplikation im Gehörgang

In 2 klinischen Untersuchungen wollten wir an Patienten Hinweise für diese mechanische Verbindung zwischen Mittelohr und Innenohr suchen, um so eine klinische Relevanz der Felsenbeinexperimente zu finden.

8.4
Tympanometrie bei Patienten nach Stapesplastik mit Pistonprothese kann Nystagmen auslösen

Vestibuläre Irritation durch Stapespiston-bewegungen

Zur Frage der Innenohrirritation durch einen Stapespiston untersuchten wir 53 Otosklerosepatienten ein halbes Jahr nach der Pistonimplantation. Durch Druckapplikation im äußeren Gehörgang von ±400 mm Wassersäule mittels einer Tympanometerpumpe wurden das Trommelfell und damit der Piston physiologisch bewegt. Die mögliche Reizung des Vestibularorgans durch diese Bewegungen wurde durch ein simultan aufgezeichnetes ENG registriert (Abb. 8.2). Während bei 10 gesunden Probanden mit normalem Mittelohr, wie zu erwarten, bei Über- und Unterdruck im Gehörgang keinerlei Nystagmen auftraten, waren bei einem Drittel der Patienten mit einem Stapespiston eindeutige Nystagmen am sägezahnartigen Kurvenverlauf im ENG zu erkennen (Abb. 8.3). Da bei einem fixierten Hammer-Amboß-Gelenk größere Bewegungsausschläge des Pistons auftreten, war prospektiv während der Otoskleroseoperationen der Funktionszustand dieses „Schutzgelenkes" geprüft worden. Ein signifikanter Unterschied zwischen fixiertem oder gleitendem Hammer-Amboß-Gelenk in Häufung und Ausmaß der vestibulären Funktion fand sich allerdings nicht. Auch die Cochlealeistung (Knochenleitungsschwelle) fiel nicht signifikant bei diesen Patienten ab. Die Tatsache aber, daß bei einem Drittel der stapedotomierten Patienten eine vestibuläre Irritation bei Druckänderungen nachzuweisen ist, bestätigt die experimentellen Mes-

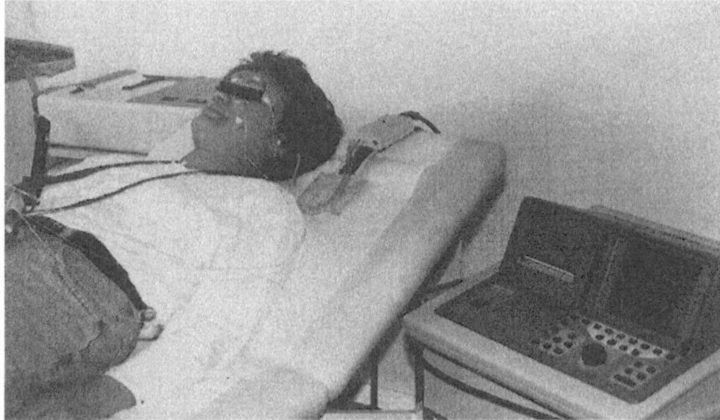

Abb. 8.2. Versuchsaufbau zur Aufzeichnung druckinduzierter Nystagmusausschläge mittels ENG und im linken Gehörgang liegender Tympanometriesonde

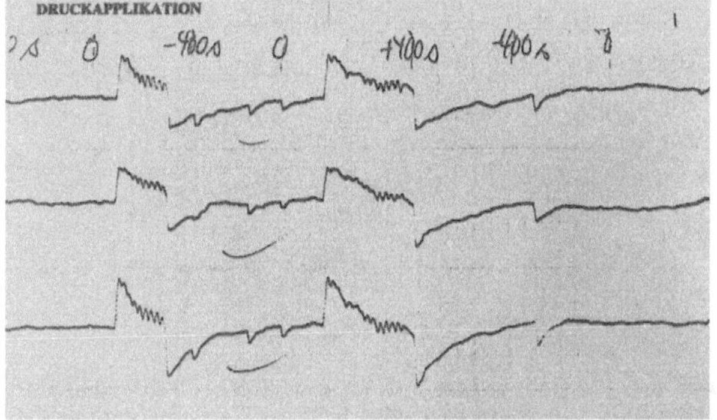

Abb. 8.3. Charakteristische sägezahnartige Kurve als Nachweis eines Nystagmus bei Applikation von Unterdruck (−400 µm H_2O) im äußeren Gehörgang

sungen und läßt die engen Beziehungen zwischen Piston und Innenohr deutlich werden.

8.5 Reizung des vestibulospinalen Systems beim Menière-Syndrom durch Wechseldrucke im Gehörgang

Hennebert-Fistelsymptom bei M. Menière

In einer anderen Untersuchung übten wir bei 19 Patienten mit einseitigem Morbus Menière ebenfalls wechselnde Gehörgangsdrucke von 400 mm Wassersäule Über- und Unterdruck auf das intakte Trommelfell aus. Im Elektronystagmogramm konnten jedoch weder bei schnellem noch langsamem Druckwechsel Nystagmen nachgewiesen werden. Die posturographische Aufzeichnung der vestibulospinalen Reaktionen auf einer Luzerner Meßplatte erwies sich dagegen als sensibler (Abb. 8.4). Die rasche Druckapplikation auf dem kranken Ohr führte bei 13 von 19 Patienten zu einer hochsignifikanten (Wilcoxon-Test; $\alpha = 0{,}0002$) Längenzunahme der Schwankungslinie gegenüber der „Leermessung" auf dem gesunden Ohr (Abb. 8.5). Langsame Druckänderungen führten bei 6 dieser Patienten noch zu einer signifikanten ($\alpha = 0{,}0025$) Längenänderung. Dieses Ergebnis zeigt sozusagen als Nebeneffekt, daß die Posturographie der klassischen Prüfung des Hennebert-Fistelsymptoms mittels Frenzel-Brille oder ENG überlegen ist. Scheinbar reagiert das vestibulospinale System empfindlicher als das vestibulookuläre auf Druckschwankungen der Perilymphe.

Bei vestibulären Symptomen, die anamnestisch mit Druckänderungen in Zusammenhang stehen, kann das Mittelohr mittels Paukenröhrcheneinlage oder Tympanotomie als Überträger ausgeschaltet werden.

Paukenröhrcheneinlage

Aus den Ergebnissen dieser Untersuchungen lassen sich mehrere Schlußfolgerungen ziehen. Grundsätzlich sollte beim Auftreten einer vestibulären Symptomatik, die in irgendeiner Weise druckabhängig erscheint, nicht nur das Innenohr, sondern auch eine evtl. veränderte Mechanik des Mittelohres als Auslöser betrachtet werden. Eine Paukenröhrcheneinlage kann in diesen Fällen die auslösende Bewegung des Trommelfells verringern und die Be-

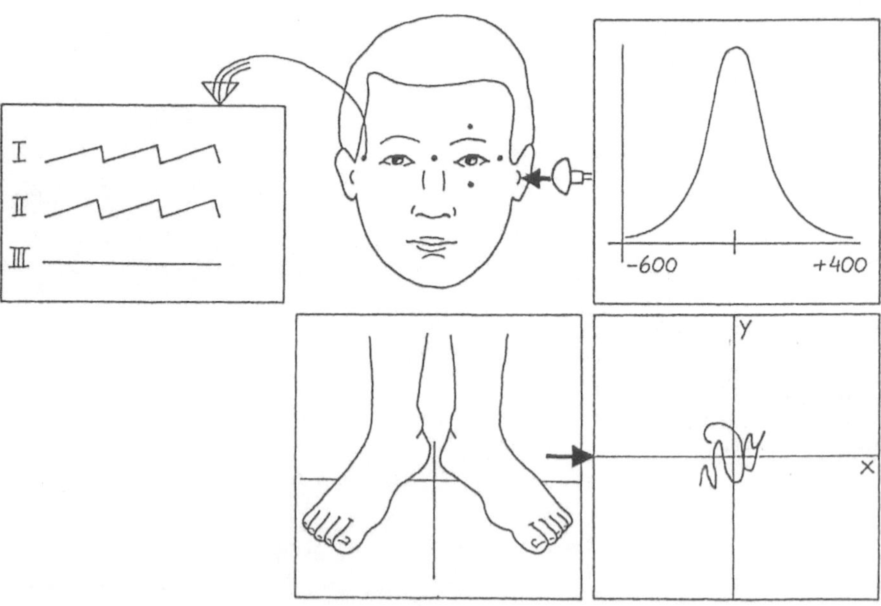

Abb. 8.4. Versuchsaufbau mit 3-Kanal-ENG, 4-Feldermeßplatte und Tympanometer zur Registrierung einer druckausgelösten Vestibularisreizung bei Pat. mit Morbus Menière

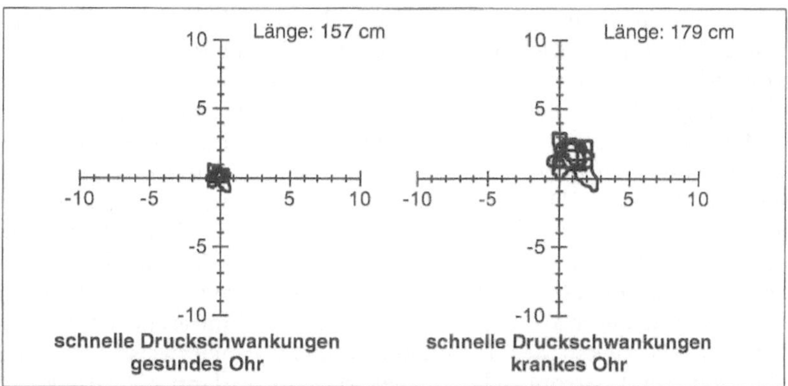

Abb. 8.5. Längenunterschiede der posturographischen Schwankungslinie durch schnelle Druckwechsel in x/y-Darstellung (beispielhaft bei 1 Pat.)

schwerden lindern. Eine Paukenröhrcheneinlage ist jedoch keine Dauerlösung. Bei diesen Patienten könnte jedoch eine Versteifung der Membran des runden Fensters, z. B. durch eine Bindegewebsplombe in der Nische des runden Fensters, die exzessiven Perilymphschwankungen bremsen und somit das Innenohr wieder beruhigen. Dieser Effekt erklärt vielleicht, warum bei manchen Patienten mit dem Verdacht auf eine drucktraumatische Perilymphfistel mit Hörverlust und Gleichgewichtsstörung eine Tympanotomie mit Fensterversteifung auch ohne nachgewiesene Perilymphfistel manchmal die Gleichgewichtsstörung unerklärlicherweise behebt, selbst wenn der Hörverlust unbeeinflußt bleibt.

Tympanotomie mit Abstopfen der Nische des runden Fensters

8.6 Postoperativer Schwindel nach Stapesplastik: Lockern der Gehörgangs-Tamponade

Nach einer Stapesplastik weisen manche Patienten in der ersten postoperativen Phase einen Nystagmus als Zeichen einer Irritation des Vestibularorgans auf. Dies kann das erste Zeichen einer toxischen oder infektiösen Affektion des Innenohres sein, bei der im weiteren Verlauf ein völliger Ausfall des Innenohres droht. Eine ähnliche Anfangssymptomatik kann aber auch durch einen zu langen, ungenügend gekürzten Piston hervorgerufen sein, der in Folge eines postoperativ sich entwickelnden Unterdrucks im Mittelohr oder einer Druckerhöhung im Gehörgang z. B. durch quellende Gelatineschwämmchen durch die Einwärtsverlagerung des Trommelfells auf die Sacculusmembran drückt und den Nystagmus auslöst. Die Lockerung der Tamponade oder ein simples Valsalvamanöver, das das Trommelfell und damit den Piston nach außen drückt, behebt in diesem Fall schlagartig die Symptomatik bzw. liefert bei sich wiederholender Irritation die Indikation zur Revisionsoperation mit Kürzung der Prothese.

Vorsichtiges Valsalvamanöver

8.7 Fliegen und Tauchen nach Stapesplastik

Grundsätzlich sollten die Patienten nach einer Stapesoperation in den ersten Wochen nach der Operation sich keinen größeren Druckschwankungen aussetzen (Harrill et al. 1996), zumindest solange nicht, bis das als Abdichtung in das ovale Fenster eingebrachte Bindegewebe vernarbt ist und die druckauslösenden Pistonbewegungen ausreichend bremst. Die immer wieder auftauchende Frage, ob Patienten mit einem Pistonersatz des Steigbügel fliegen

Tympanometrie zur Tauglichkeitsuntersuchung

oder tauchen dürfen, kann der HNO-Arzt recht einfach klären. Falls bei einer gezielten Druckapplikation im Gehörgang, z. B. im Rahmen einer Tympanometrie oder bei einer pneumatischen Prüfung der Trommelfellbeweglichkeit im Siegeltrichter, kein Schwindel oder Nystagmus auftritt, dürfte auch bei den Sportaktivitäten keine Innenohrgefährdung zu erwarten sein. Denn die mechanischen Eigenschaften des Trommelfells bewirken, daß selbst bei wesentlich höheren Drücken als bei diesen Untersuchungstechniken kaum noch zunehmende Trommelfellverlagerungen und damit Pistonbewegungen auftreten. Dieser zusätzliche Schutz des intakten Trommelfells erklärt auch, warum selbst Piloten mit einer Stapesplastik weiterhin Jet-Flugzeuge fliegen können (Katzau et al., 1996, Rayman, 1972). Limitierend ist dann nur die mechanische Festigkeit des Trommelfells, das normalerweise erst bei extremen Drücken reißt. Atrophische Narben schränken dann die Druckfestigkeit des operierten Ohres ein. Dieses schließt der HNO-Arzt anläßlich der Tauglichkeitsuntersuchung durch die Ohrmikroskopie aus.

Literatur

1. Brandt Th (1991) Vertigo: It's Multisensory Syndromes. Springer, London Berlin Heidelberg
2. Harrill WC, Jenkins HA, Coker NJ (1996) Barotrauma after Stapes surgery: A survey of recommended restrictions and clinical experiences. Am J Otol 17:835–846
3. Hennebert C (1911) Un syndrome nouveau dans la labyrinthite hérédo syphylitique. Presse Med Belge (Brux) 63:467–470
4. Hüttenbrink K-B (1988) Die Mechanik der Gehörknöchelchen bei statischen Drucken. II Behinderte Gelenkfunktion und operative Kettenrekonstruktion. Laryng Rhinol Otol 67:100–105
5. Hüttenbrink K-B (1988) Die Bewegungen von Stapes-Piston-Prothesen bei Änderungen des statischen Luftdruckes. Laryng Rhinol Otol 67:240–244
6. Hüttenbrink K-B (1995) Die Funktion der Gehörknöchelchenkette und der Muskeln des Mittelohres. Europ Arch Oto-Rhino-Laryngology Suppl I:1–52
7. Hüttenbrink K-B (1997) Middle Ear Mechanics in Research and Otosurgery. Proceedings of the Int Workshop, Dresden, 1996, Dept of ORL-Dresden
8. Katzau J, Lippy WH, Shamiss A, Davidson BZ (1996) Stapedectomy in Combat Pilots. Am J Otol 17:847–849
9. Kawase T, Takasaka T, Kusakari J, Shinkawa H, Yuasa R (1989) Effect of externe auditory canal pressure upon hearing threshold in patients with Menière's disease. Acta Otolaryngol Suppl 468:87–92
10. Montandon P, Guillemin P, Häusler R (1988) Prevention of vertigo in Menière's syndrome by means of transtympanic ventilation tubes. ORL 50:377–381
11. Nadol JB Jr (1974) Positive „fistula sign" with an intact tympanic membrane: clinical report of three cases and histopathological description of vestibulofibrosis as a probable cause. Arch Otolaryngol 100:273–278
12. Nadol JB Jr (1977) Positive Hennebert's sign in Menière's disease. Arch Otolaryngol 103:524–530
13. Oman CM, Young LR (1972) The physiological range of pressure difference and cupula deflections in the human semicircular canal: theoretical considerations. Acta Otolaryngol 74:324–331
14. Ostrowski UB, Hali TC, Wit RJ (1997) Pressure-induced oculartorsion. Arch Otolaryngol Head Neck Surg 123:646–649
15. Rayman RB (1972) Stapedectomy: a threat to flying safety? Clinical Avication and Aerospace Medicine 43:545–550
16. Tullio P (1929) Das Ohr und die Entstehung der Sprache und Schrift. Urban und Schwarzenberg, Berlin

Okulärer Schwindel

U.-H. Grenzebach

KAPITEL 9

Okulärer Schwindel

U.-H. Grenzebach

9.1 Einleitung

Die Symptomatik des okulären Schwindels findet in der ophthalmologischen Literatur auch nach Durchsicht älterer Literaturstellen keine genaue Eingrenzung. Die Schlagwortverzeichnisse neuerer Übersichtswerke führen das Krankheitsbild des okulären oder besser ophthalmologisch begründeten Schwindels gar nicht auf. Trotzdem ist dieser Symptomenkomplex jedem Ophthalmologen gut bekannt und wie selbstverständlich drängen sich dem Untersucher eine Anzahl von Störungen auf, wenn es um die Differentialdiagnostik dieses Symptoms geht. Aus der Vielzahl der möglichen Ursachen werden an dieser Stelle die häufigsten und eindrucksvollsten ausgewählt, ohne daß alle möglichen Erkrankungen in ihrer Vollständigkeit abgehandelt werden können.

Die Intaktheit des Gleichgewichtssinns ist eine wichtige Grundvoraussetzung für die aufrechte Körperhaltung des Menschen. Neben regelrechten Vestibularfunktionen sind darüber hinaus integrative Funktionen der mesenzephalen Formatio reticularis erforderlich, die Eingänge aus dem vestibulären, propriorezeptiven und optischen System koordiniert und somit eine einwandfreie Orientierung im Raum ermöglicht. Störungen eines Faktors dieses Systems werden generell mit einer Erschwerung der Raumorientierung beantwortet.

Während der Dreh- oder Lagerungsschwindel typische Symptome vestibulärer Funktionsstörungen darstellt, lassen sich die Symptome okulärer Funktionsstörungen schwerer erfassen. Die Symptome, die vom Patienten in diesem Zusammenhang als *Schwindel* bezeichnet werden, stellen sich bei genauerem Hinterfragen oft als diffuse Beschwerdeäußerungen dar, die auf eine *Verunsicherung in der Raumorientierung* zurückzuführen sind, wobei ein gewisses Unwohlsein offensichtlich aus dem *Mißverhältnis zwischen den aktuell wahrgenommenen Eindrücken im Vergleich zu dem in der Vergangenheit Gewohnten oder Gelernten* entsteht.

Verunsicherung in der Raumorientierung fördert das Mißverhältnis zwischen aktuell wahrgenommenen Eindrücken im Vergleich zu dem früheren Gewohnten oder Gelernten

Eine *genaue Anamneseerhebung in Kenntnis möglicher okulär bedingter Ursachen hilft entscheidend in der Eingrenzung dieses komplexen Beschwerdebildes* und ermöglicht die Einleitung gezielter diagnostischer Schritte. Das Auftreten von Beschwerdeäußerungen, die dem okulären Schwindelkomplex zuzuordnen sind, ist an ein funktionierendes optisches System gebunden und wird auch nur bei geöffneten Augen wahrgenommen werden. Viele Störungen, die von Schwindelempfindungen begleitet werden, sind auf die Paarigkeit des menschlichen Sehorgans und der damit verbundenen Notwendigkeit der Koordination zweier unterschiedlicher Seheindrücke zurückzuführen.

Zur Eingrenzung der möglichen Ursachen sollte immer danach gefragt werden, ob die Beschwerden bei Abdeckung eines Auges verschwinden. Dies ist bei Störungen der binokularen Zusammenarbeit immer der Fall. Bei Erkrankungen der brechenden Medien oder der Netzhautmitte eines Auges persistieren die Beschwerden bei Abdeckung des gesunden Auges. Die Frage nach einer erst kürzlich erfolgten Brillenkorrektion oder einer stärkeren Änderung der Brillengläser läßt den Verdacht auf eine optische Ursache der Beschwerdeäußerungen in Verbindung mit der neuen Brille aufkommen. Auch das Auftreten von Beschwerden bei verstärkten Anforderungen an das Sehen, wie es beim Lesen der Fall ist, weist auf eine okuläre Schwindelgenese

Die Fusion stellt die wichtigste sensorische Voraussetzung zum binokularen Einfachsehen dar Die Seheindrücke beider Augen verschmelzen zu einer Wahrnehmung

hin. Die Frage nach einer Zunahme der Symptome in bestimmten Blickrichtungen erscheint richtungsweisend in der Diagnose von Augenmuskelparesen, auch wenn keine eindeutige Diplopie geäußert wurde.

Für das Verständnis der Genese okulärer Schwindelursachen ist von Bedeutung, daß die Informationen beider Augen vom Menschen nicht getrennt wahrgenommen werden. Die *Fusion* stellt dabei die wichtigste sensorische Voraussetzung zum binokularen Einfachsehen dar. Sie *stellt die Fähigkeit des Gehirns dar, die Seheindrücke beider Augen zu einer Wahrnehmung zu verschmelzen.* Abweichungen der Seheindrücke beider Augen können bis zu einem gewissen Maße durch motorische und sensorische Fusion kompensiert werden. Bei gröberen Differenzen kommt es jedoch zur Dekompensation und zu klinisch manifesten Beschwerden. Typische Symptome vestibulärer Störungen wie Dreh-, Lagerungs- oder Schwankschwindel fehlen in dieser Situation völlig. Es handelt sich in der Regel um unspezifische Symptome wie Verschwommensehen, Unsicherheitsgefühle, Unwohlsein, das als Übelkeit und Schwindel interpretiert wird. Kopfschmerzen, Druckgefühl hinter den Augen oder auch um Doppelbildwahrnehmungen, die im schlimmsten Falle, wie z. B. beim Horror fusionis, zu vegetativen Symptomen mit Erbrechen führen können.

9.2 Schwindel durch Fusionsstörungen infolge von Brechkraftunterschieden

9.2.1 Aniseikonie bei Anisometropie und Aphakie

Brillenglasunverträglichkeit

Die Brechkraft des Auges wird im wesentlichen durch die Brechkraft von Hornhaut und Linse bestimmt. Zusammen mit der Achsenlänge geben sie die Größe des auf der Netzhaut entstandenen Bildes vor. Weichen die durch Brillenkorrektion entstandenen Netzhautbilder stark in Größe und Form voneinander ab – dieser Bildgrößenunterschied wird als *Aniseikonie* bezeichnet – können sie nicht mehr fusioniert werden. Im Kindesalter bereiten auch größere Brechkraftunterschiede keine Probleme, da der Sehprozeß noch plastisch und somit beeinflußbar ist. Eine Anpassung an die veränderte Situation tritt recht kurzfristig bei Kindern ein. Beim Erwachsenen resultiert dann jedoch eine *Brillenglasunverträglichkeit, wenn Bildgrößenunterschiede ab 5% auftreten*, wobei individuelle Schwankungen bis zu 10% in der Literatur beschrieben wurden. Im allgemeinen werden dann Probleme erwartet, wenn z. B. bei der Hyperopie (Übersichtigkeit) Differenzen in den Brillenglasstärken von mehr als 3 dpt verordnet werden. Sonderfälle stellen jene Situationen dar, in denen nach Kataraktoperation keine Intraokularlinse implantiert werden konnte. Eine Brillenkorrektur, die in diesen Fällen zum Ausgleich des Refraktionsdefizites, das durch die Entfernung der natürlichen Linse entstanden ist, ein vergrößerndes Konvexglas von mehr als 13,00 dpt erfordert, führt unbedingt zu den oben beschriebenen Unverträglichkeitserscheinungen. Eine kombinierte Kontaktlinsen- und Brillenglaskorrektion unter Berechnung der zu erwartenden Aniseikonie stellt in den Fällen der einseitigen Aphakie (Linsenlosigkeit) eine akzeptable Lösung dar.

9.2.2 Fusion anamorphotisch verzerrter Bilder bei Korrektion des Astigmatismus

Unterschiedliche Brechkraft des Auges in den Hauptmeridianen

Der Astigmatismus besteht in der unterschiedlichen Brechkraft des Auges in den Hauptmeridianen. Er verhindert die punktförmige Abbildung eines Lichtstrahls in der Fovea und führt zur strichförmigen Verzerrung des abzubildenden Objekts. Die Korrektur dieser Fehlsichtigkeit erfolgt durch torische

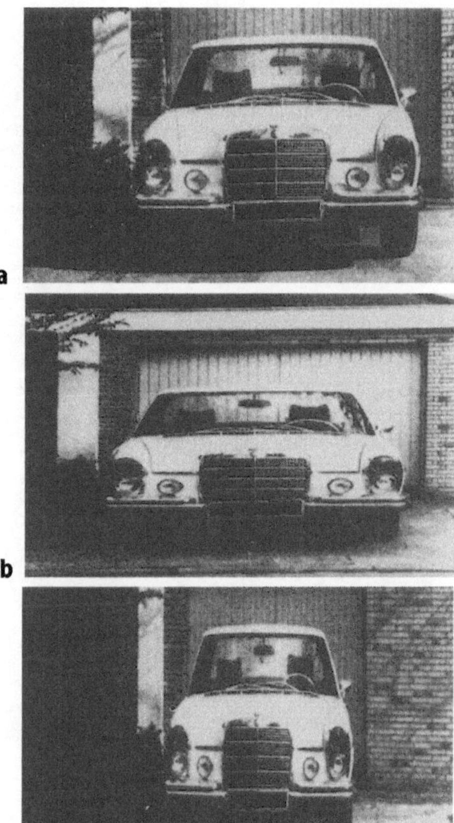

Abb. 9.1. a Normale Abbildung; **b** Abbildung bei Astigmatismus rectus mit abgeschwächter Hornhautbrechung im 0° Meridian; **c** Abbildung bei Astigmatismus inversus mit abgeschwächter Hornhautbrechung im 90° Meridian (aus: Reiner, J, Auge und Brille, Bd 59, Bücherei des Augenarztes, Ferdinand Enke Verlag, Stuttgart, 1987)

oder zylindrische Brillengläser, die in ihren Hauptschnitten ebenfalls unterschiedliche Brechkraft aufweisen.

Vor allem die Korrektion des Astigmatismus mit schrägen Achslagen bereitet oft Schwierigkeiten, da Objekte durch die Korrektion unnatürlich verzerrt auf der Netzhaut abgebildet werden. Horizontale und vertikale Linien, die bis zu diesem Zeitpunkt zur Orientierung eingesetzt wurden, werden nicht winkelgetreu abgebildet und stellen somit eine erhebliche Herausforderung an die sensorische Fusion dar (Abb. 9.1 u. 9.2). Anamorphotische Verzerrungen werden bei erstmaliger Zylindervollkorrektion oder Änderung von Zylindergläsern von Astigmatikern verstärkt bemerkt. Das Tragen von Zylindergläsern ist stark gewöhnungsbedürftig. *Bei schrägen Achslagen kann eine Vollkorrektion oftmals nicht in vollem Umfang erfolgen, da die schrägen Seheindrücke nicht mehr fusioniert werden können.* Die Anpassung von Zylindergläsern muß wegen der veränderten Raumwahrnehmung vorsichtig erfolgen, da der Patient bei zu hohen Anforderungen mit einer Störung der Fusion reagiert, die eine Zuordnung der Seheindrücke nicht mehr erlaubt und somit Unsicherheit und Schwindel hervorruft.

Eine Störung der Fusion erlaubt keine Zuordnung der Seheindrücke mehr

9.3 Brillenkorrektionsbedingte Störungen mit Schwindelsensationen

9.3.1 Zentrierung von Brillengläsern

Ein besonderes, die Fusion des Patienten belastendes, Problem ergibt sich bei der Zentrierung stärker brechender Brillengläser. Jedes Brillenglas, sei es

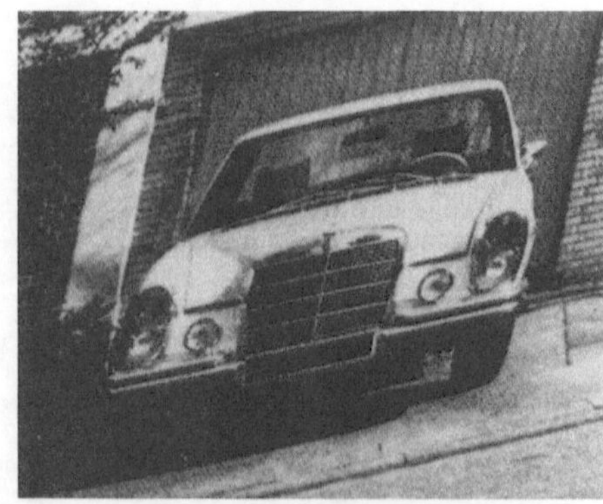

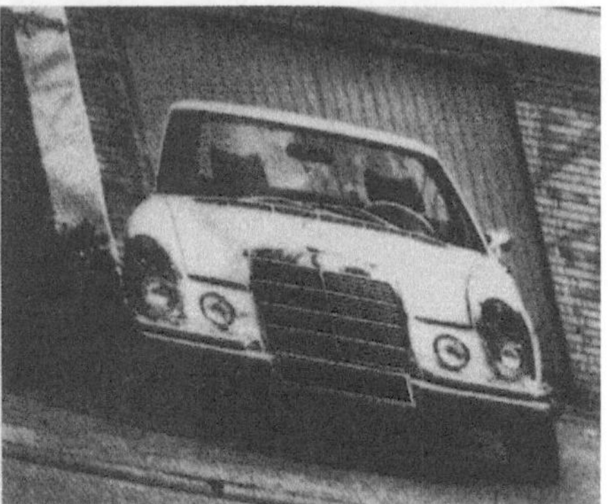

Abb. 9.2. a Anamorphotische Abbildung bei Astigmatismus mit schräger Achslage bei 45° (Astigmatismus obliquus); **b** Anamorphotische Abbildung bei Astigmatismus mit schräger Achslage bei 135° (aus: Reiner, J, Auge und Brille, Bd 59, Bücherei des Augenarztes, Ferdinand Enke Verlag, Stuttgart, 1987)

Besonders problematisch sind Abweichungen der Zentrierung in der Höhe

konvex oder konkav geformt, läßt sich als eine Vielzahl von kleinen Prismen darstellen, wobei bei den in der Mitte dickeren Plusgläsern (Lupenwirkung) die Prismenbasis zum Zentrum gelegen ist, während bei den in der Mitte dünnen und zur Peripherie an Dicke zunehmenden Minusgläsern die Prismenbasis außen zu liegen kommt. Verschiebungen der optischen Mitte, besonders von stärker brechenden Brillengläsern, z. B. von starken Minusgläsern nach außen, bewirken ebenfalls eine Ablenkung des Lichtstrahls nach außen, so daß der Patient bereits in der Ferne divergieren muß, um ein binokulares Einfachsehen zu erreichen (Abb. 9.4). Besonders problematisch sind *Abweichungen der Zentrierung* in der Höhe, die *vom Patienten als besonders unangenehm empfunden werden und gelegentlich von Schwindelerscheinungen begleitet werden.* Die Fusionsbreite für vertikale Differenzen ist naturgemäß deutlich geringer als für horizontale Abweichungen.

9.3.2
Schwindelsymptomatik durch Korrektionsgläser

Bi- oder Trifokalgläser

Während rein sphärische Gläser zur Korrektion der Myopie oder Hyperopie in der Regel dem Patienten keinerlei Schwierigkeiten in der Gewöhnung an das optische Hilfsmittel bereiten, stellt sich die Situation mit dem Auftreten der Presbyopie anders dar. Der Wunsch nach kosmetisch unauffälliger Korrektion der Altersweitsichtigkeit läßt den Patienten zu den unauffälligeren Progressivgläsern greifen, die sich durch den optisch unauffällig eingeschmolzenen Nahteil zusätzlich zur Fernkorrektion auszeichnen. Tatsächlich lassen sich sichtbare Trennungslinien, Bildsprung und Farbzerstreuung, wie sie bei Gläsern mit eingeschliffenem Nahzusatz, den sogenannten Bi- oder Trifokalgläsern, auftreten, durch Gläser mit gleitender optischer Wirkung vermeiden (Abb. 9.3 a+b). Brillengläser mit gleitender optischer Wirkung be-

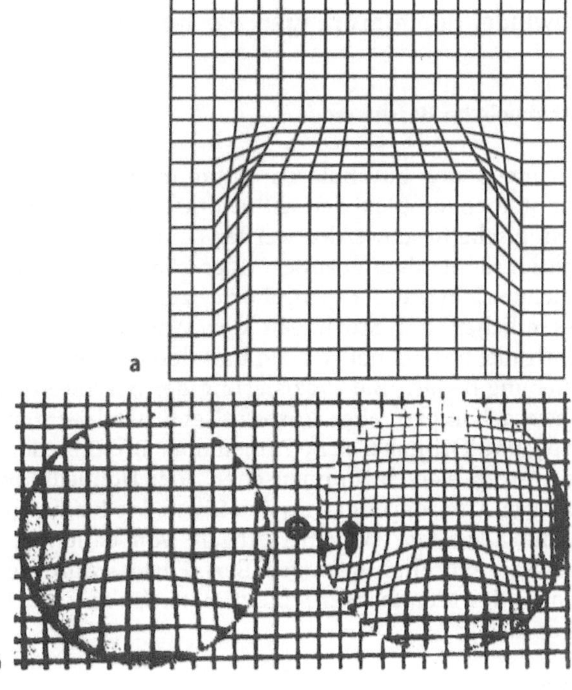

Abb. 9.3. a Verzerrungszonen in den Randbereichen eines Bifokalglases. Ich danke Herrn Prof. Dr. rer. nat. K. Krause für die Abb. **b** Astigmatische Verzerrungen bei älteren Progressivgläsern (aus: Reiner, J, Auge und Brille, Bd 59, Bücherei des Augenarztes, Ferdinand Enke Verlag, Stuttgart, 1987)

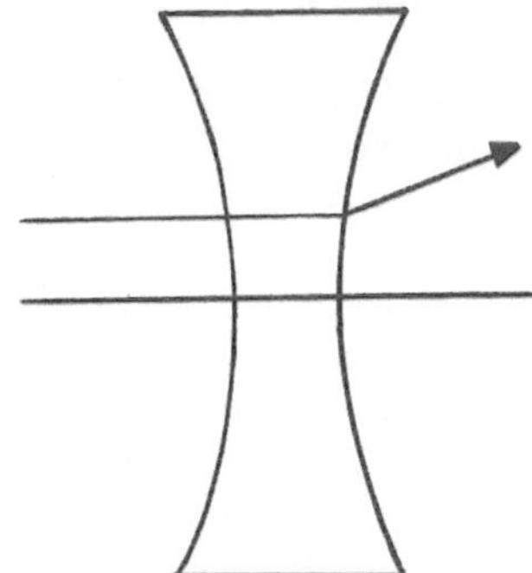

Abb. 9.4. Strahlengang bei nicht richtig zentrierten Konkavgläsern

sitzen einen Fernteil, eine progressive Zone und einen Nahteil. Das Problem eines Gleitsichtglases liegt in der Tatsache, daß eine *Progression nur unter einer Zunahme der unerwünschten Astigmatismen in den Randzonen erreicht werden kann.* Nach Minkwitz ist die Zunahme des astigmatischen Fehlers proportional dem Betrag der Zusatzwirkung und umgekehrt proportional der Länge der progressiven Zone (Minkwitz zitiert nach Reiner, 1987). Für den Patienten bedeutet dies, daß er beim Blick durch seitliche Abschnitte des Brillenglases mit Verzerrungen, sowie prismatischen Nebenwirkungen rechnen muß, die seine Fusion belasten. Verlust der Orientierung und Schwindel sind die am häufigsten geklagten Beschwerden. Die Vermeidung gröberer Augenbewegungen zugunsten von vollständigen Kopfbewegungen, die das zu betrachtende Objekt anvisieren sollen, ermöglicht dem Patienten ein relativ beschwerdefreies Sehen. Solche Gläser erfordern eine sorgfältige Aufklärung des Patienten und eine Eingewöhnungsphase, in der die entsprechenden Verhaltensweisen geübt werden müssen. Allerdings ist es durch neuere Generationen von Progressivgläsern gelungen, die Verzerrungen in den Randbereichen deutlich zu minimieren.

Vermeidung gröberer Augenbewegungen zugunsten von vollständigen Kopfbewegungen ermöglicht ein relativ beschwerdefreies Sehen

9.4 Schwindel durch Störungen der binokularen Zusammenarbeit

9.4.1 Asthenopische Beschwerden

Mißempfindungen im Kopf- und Orbitabereich Gefühl der müden Augen

Störungen der binokularen Zusammenarbeit werden unter dem klinischen Symptomenkomplex der asthenopischen Beschwerden zusammengefaßt. Asthenopische Beschwerden werden bei nicht oder unzureichend korrigierten Refraktionsanomalien geäußert oder können auf eine Störung des Augenmuskelgleichgewichts, die Heterophorie, zurückgeführt werden. Es handelt sich im wesentlichen um Störungen des Wohlbefindens, die vom Patienten oft als Schwindel bezeichnet werden und deren Zuordnung einer genauen Anamneseerhebung bedarf. Bei Präzisierung der Beschwerdeäußerungen umfaßt der Beschwerdekomplex eher unspezifische Beschwerden wie Mißempfindungen im Kopf- und Orbitabereich, Tränen oder Brennen der Augen, das Gefühl der müden Augen, Verschwommensehen oder Doppelbildwahrnehmungen. Unter verstärkten Anforderungen an das Sehen wie beim Autofahren, Lesen oder bei Ermüdung werden von einer Anzahl von Patienten auch diffuse unspezifische Schwindelempfindungen geäußert. Für das Auftreten asthenopischer Beschwerden ist das Manifestwerden der Heterophorie mit Diplopie nicht zwingend erforderlich.

9.4.2 Augenmuskelparesen

Diplopie

Die Äußerung von Schwindelbeschwerden wegen des Auftretens einer Diplopie infolge von Lähmungen der die Augenmuskeln innervierenden Hirnnerven lassen in der Regel keine Zweifel an der Genese des Schwindels zu. Stärkere Beschwerden sind bei diesen Patienten in der akuten Phase bei Einsetzen der Diplopie zu erwarten. Die Beschwerdesymptomatik bei akut einsetzenden Störungen des Augenmuskelgleichgewichts lassen sich im wesentlichen auf die hieraus resultierende Konfusion und die Diplopie, die sich durch gekreuzte (heteronyme) oder ungekreuzte (homonyme) Doppelbildwahrnehmung darstellen kann, zurückführen. Die Konfusion entsteht dadurch, daß bei normaler Netzhautkorrespondenz plötzlich durch die aufgetretene Abweichung der Sehachsen unterschiedliche Gegenstände in der Fovea beider Augen abgebildet werden (Abb. 9.5). Für den Patienten bedeutet

Patient sieht plötzlich zwei verschiedene Dinge am gleichen Ort

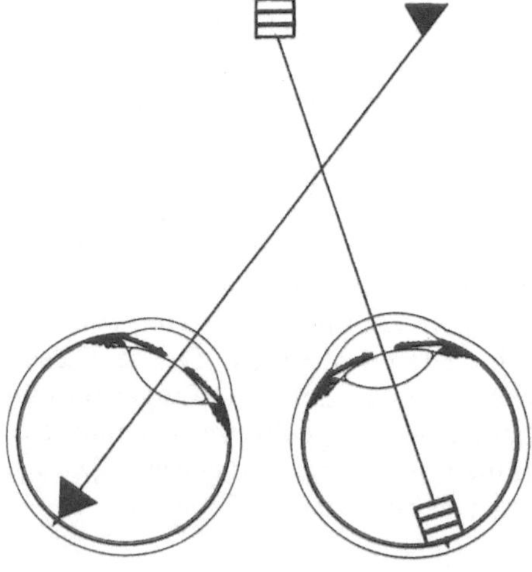

Abb. 9.5. Abbildung zur binokularen Konfusion mit Abbildung unterschiedlicher Gegenstände in den Foveae beider Augen

dies, daß er plötzlich zwei verschiedene Dinge am gleichen Ort sieht. Der Richtungssinn für den Raumwert ‚geradeaus' wird somit entscheidend gestört. Der Patient wird hierdurch in seiner Orientierung im Raum erheblich verunsichert.

Diese Phänomene können gerade bei Kindern manchmal nur in der Frühphase der Dekompensation beobachtet werden, ehe kompensatorische Hemmungsmechanismen wirksam werden.

Größere diagnostische Probleme ergeben sich in den Fällen, in denen nur leichte Paresen vorliegen, so daß ein Verschwommensehen, das in Zugrichtung des betroffenen Muskels manifest wird, den Untersucher auf den richtigen diagnostischen Weg bringt. Auch Kopfzwangshaltungen, die die Beanspruchung des paretischen Muskels vermeiden sollen, weisen den Untersucher auf das mögliche Vorliegen einer Augenmuskelparese hin (Abb. 9.6).

9.4.3 Horror fusionis

Der *Horror fusionis* ist eine extrem selten auftretende Störung, die sich jedoch, wenn sie diagnostiziert wird, als ausgesprochen eindrucksvoll darstellt. Der Horror fusionis *kann auf kleinste Disparitäten (Winkelabweichungen) zurückgeführt werden, die offensichtlich nicht fusioniert werden können und somit zur Diplopie führen.* Den hiervon betroffenen Patienten bleiben eventuell eintretende Kompensationsmechanismen wie die Suppression oder Hemmungsmechanismen verwehrt, so daß in kleinsten Abständen permanent Doppelbilder wahrgenommen werden. Statt bei Näherung der Doppelbilder ein Einrasten zur Fusion und somit zum Einfachsehen zu veranlassen, scheint bei diesen Personen eine Abstoßung der getrennten Seheindrücke stattzufinden. Beim Patienten entsteht der Eindruck, daß die Bilder umeinander herumtanzen, dabei jedoch niemals einfach wahrgenommen werden. Das Fehlen der Fusion zeichnet den eigentlichen Horror fusionis aus und grenzt ihn von den symptomatischen Formen ab, die z. B. durch die geometrisch-optische Aniseikonie entstehen. Nach Untersuchungen von Hamburger kann der Horror fusionis zum Teil von schweren vegetativen Symptomen begleitet sein, die von einer allgemeinen Störung des Wohlbefindens bis zu schwerer

Kleinste Disparitäten können nicht fusioniert werden und führen somit zur Diplopie

Horror fusionis zum Teil von schweren vegetativen Symptomen begleitet

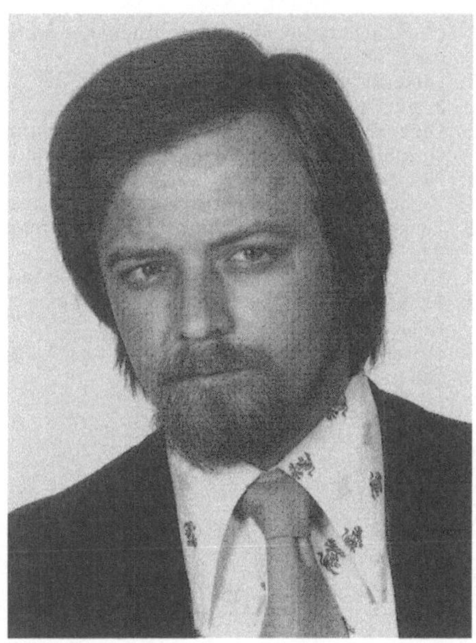

Abb. 9.6. Kompensation einer Abduzensparese rechts mit Kopfzwangshaltung durch Kopfwendung nach links zur Vermeidung der in Zugrichtung des gelähmten Muskels auftretenden Diplopie

Nausea reichen kann (Hamburger, 1970). Therapeutisch kann das Fehlen der Fusion nicht angegangen werden, so daß letztlich nur die Okklusion eines Auges bleibt, um die Beschwerden zu lindern. Diese Okklusion wird allerdings von vielen betroffenen Patienten abgelehnt, weil sie als noch störender empfunden wird; in diesen Fällen ist damit eine palliative Therapie nicht möglich. Manche Patienten lernen allerdings im Laufe der Zeit, sich auf eines der Doppelbilder zu konzentrieren und das andere zu vernachlässigen. Gutachterlich von Interesse ist, daß sich der Horror fusionis auch mit einer Latenz von Monaten nach Schädel-Hirntraumen einstellen kann (Jaensch, 1935).

9.5 Schwindel durch zentrale Störungen der Okulomotorik

9.5.1 Internukleäre Ophthalmoplegie

Störung der horizontalen konjugierten Blickbewegungen mit dissoziiertem Nystagmus und Adduktionshemmung bei intakter Konvergenzreaktion

Verschwommensehen und Oszillopsien stellen die subjektiven Symptome der Internukleären Ophthalmoplegie (INO) dar. Bei Läsionen des Fasciculus longitudinalis medialis manifestiert sich die INO durch eine Störung der horizontalen konjugierten Blickbewegungen mit dissoziiertem Nystagmus und Adduktionshemmung bei intakter Konvergenzreaktion. Die Störung der Okulomotorik betrifft sowohl Sakkaden als auch die langsamen Folgebewegungen. Der dissoziierte Nystagmus beruht auf unterschiedlichen Amplituden, die am abduzierten Auge größer sind als am adduzierten. Das Auftreten von Doppelbildern wird seltener beklagt, während Verschwommensehen und Scheinbewegungen zur Verunsicherung der Patienten beitragen. Störungen der vertikalen Blickmotorik können auf mehr rostral gelegene Erkrankungen zurückgeführt werden. Sie stellen sich als Haltestörungen mit Blickrichtungsnystagmus nach oben, Störungen der vertikalen Folgebewegungen in Verbindung mit einem defekten vestibulookulären Reflex dar. Die INO stellt eines der Kardinalsymptome der Encephalomyelitis disseminata dar, während vaskuläre Ursachen und Tumoren ursächlich von untergeordneter Bedeutung sind

Kardinalsymptome der Encephalomyelitis disseminata

Literatur

1. Chakkalakal J (1971) Experimentelle Untersuchungen über künstliche Aniseikonie. Inaugural-Dissertation, Münster
2. Duke-Elder St, Wybar K (1971) Ocular Motility and Strabismus aus: Duke-Elder, St, ed, System of Ophthalmology Vol VI
3. Duke-Elder St, Scott GI (1971) Neuroophthalmology, aus: Duke-Elder St (ed). System of Ophthalmology Vol XII, Henry Kimpton, London
4. Hamburger FA (1970) Horror fusionis, Bd 54 Bücherei des Augenarztes, Ferdinand Enke Verlag, Stuttgart, Henry Kimpton, London
5. Jaensch PA (1935) Fusionsstörungen nach Gehirnerschütterungen. Klin Mbl Augenheilk 94:470
6. Kaufmann H (1995) Strabismus. Ferdinand Enke Verlag, Stuttgart
7. Krause K (1985) Methoden der Refraktionsbestimmung. Wissenschaftliche Verlagsgesellschaft Regensberg & Biermann MBH
8. Reiner J (1987) Auge und Brille, Bd 59 Bücherei des Augenarztes, 4. Aufl. Ferdinand Enke Verlag, Stuttgart

Synkopale Prodromi

B. Hofferberth

KAPITEL 10

Synkopale Prodromi

B. Hofferberth

10.1 Definition und Verlauf von Synkopen

„Mir wird immer so schwindelig!“ ist eine häufige, wenn auch sehr unspezifische, anamnestische Angabe von vielen Patienten. Wenn dann noch über Hinfallen und Schwarzwerden vor den Augen geklagt wird, ist in der Differentialdiagnose von anfallsartig auftretendem Schwindel auch an das Vorliegen von Synkopen zu denken.

Synkopen sind Syndrome unterschiedlicher Ursache mit Sekunden bis Minuten dauernden Störungen vegetativer und Sinnesfunktionen, des Tonus der Haltemuskulatur sowie des Bewußtseins (Wayne 1961). Gemeinsame pathophysiologische Grundlage der verschiedenen Synkopen ist eine kurze, reversible, kritische Minderung der Hirndurchblutung. Meist gehen Vorboten voraus wie konzentrische Gesichtsfeldeinengungen, Schwarzwerden vor den Augen, Übelkeit, sehr viel seltener Erbrechen, Weichwerden in den Knien, Schwankschwindel, rauschendes oder brausendes Ohrgeräusch, Hitzegefühl, Schweißausbruch, Hypersalivation und Gähnen (Schmidt 1991). Gelingt es dem Betroffenen während dieser Vorboten sich hinzusetzen, hinzulegen oder einen Halt zu finden, so kann der Bewußtseinsverlust vermieden werden. Augenzeugen berichten über Blässe im Gesicht, Lidschluß, langsames Hinsinken sowie den schlaffen Muskeltonus des regungslos liegenden bewußtlosen Patienten, der spätestens nach Minuten, gelegentlich mit einem Gefühl körperlicher Mattigkeit, wieder zu sich kommt.

Kurze, reversible, kritische Minderung der Hirndurchblutung führt zu Aurae

Synkopen kommen bei Erwachsenen in 3–3,5% einmalig oder wiederholt vor. Frauen sind häufiger betroffen (Savage et al. 1985). Es handelt sich dabei in 75% um Synkopen unklarer Ursache ohne Hinweis auf vorherige oder begleitende neurologische oder kardiovaskuläre Grunderkrankungen. Die Prävalenz von Synkopen steigt mit dem Lebensalter an und ist mit 56 und 36 pro Tausend bei Männern und Frauen von über 75 Jahren am höchsten. Synkopen unbekannter Ursache ohne Hinweis auf eine Grunderkrankung waren bei 26jähriger Nachuntersuchung nicht mit einem erhöhten Risiko von Schlaganfällen inkl. transitorisch-ischämischer Attacken, Herzinfarkt oder erhöhter Mortalität verknüpft (Savage et al. 1985).

Die Prävalenz von Synkopen steigt mit dem Lebensalter

Eine sorgfältige Anamnese sowie klinische Untersuchung und EKG sind die ergiebigsten diagnostischen Verfahren, die Ursachen von Synkopen herauszufinden.

Pathophysiologisch lassen sich drei Gruppen von Synkopen unterscheiden. Es kann infolge einer akuten Verminderung des zentralen Blutflusses, einer veränderten Blutzusammensetzung sowie neurologischer oder psychischer Ursachen zu einer Synkope kommen.

Eine akute Verminderung des Blutflusses speziell bei vasovagalen Ohnmachten ist vermutlich die häufigste Ursache. In über der Hälfte aller Fälle ist die Synkope ein einmaliges Ereignis. Dieser relativ benigne Verlauf bei Synkopen ohne nachzuweisende kardiovaskuläre oder andere Ursachen darf aber nicht darüber hinwegtäuschen, daß der Verlauf bei Synkopen aufgrund kardiovaskulärer oder anderer schwerer internistischer Grunderkrankungen deutlich schlechter ist. Ein Jahr nach der Diagnose einer symptomatischen Synkope waren 14% von 104 Patienten verstorben (Kapour et al. 1983). Bei

Vasovagale Ohnmachten

kardiovaskulären Ursachen betrug der Prozentsatz 30%, bei nicht kardiovaskulären Ursachen etwa 12%. Plötzliche Todesfälle waren bei Patienten mit Synkopen kardiovaskulärer Ursache 8 mal häufiger als bei Synkopen ohne Grunderkrankung. Synkopen unklarer Ätiologie erhöhen die Mortalität nicht.

10.2 Einteilung der Synkopen

10.2.1 Vasovagale Synkope

Der Patient sollte flach gelagert werden

Primär keine Orthostase

Auslöser sind Hitze, enge Räume, Schmerzen, Schrecken, Angst, Aufregung, Fieber, Hungern, Blutentnahmen und Injektionen. Pathophysiologisch kommt es zum Abfall des Arteriendruckes und des systemischen Gefäßwiderstandes. Der Patient sollte flach gelagert werden, wobei die Beine hochgenommen werden und so vermehrt venöses Blut angeboten wird. Die Inhalation von Salmiak hilft vermutlich über eine generelle vasomotorische Stimulation, meßbar im venösen System durch Erhöhung des zentralen Venendruckes. Vermeiden des Auslösers, evtl. autogenes Training, Haltungs- und Atemübungen, isometrisches Muskeltraining und körperliche Aktivität werden empfohlen. Da primär keine Orthostase vorliegt, sind Sympathikomimetika nicht indiziert.

10.2.2 Orthostatische Synkope

Die spezielle Therapie der jeweiligen internistischen Grundkrankheit steht im Vordergrund

Bei akut gestörter orthostatischer Reaktion mit vermindertem Anstieg des Blutdruckes und der Pulsfrequenz bei sonst Gesunden, die zu rasch aufstehen, seltener bei primärer autonomer Insuffizienz, bei chronisch autostatischer Hypertension sowie peripheren, präganglionären-autonomen und extrapyramidalen Erkrankungen, nach längerem Bettlager, nach Sympathektomie, bei autonomen Neuropathien, varikösen Venen und iatrogen während einer antihypertensiven, vasodilatorischen oder sedierenden Therapie sowie bei Hypovolämie unter Diuretika kann es zu Synkopen kommen. Die spezielle Therapie der jeweiligen internistischen Grundkrankheit steht im Vordergrund. Medikamentös stehen Alpha- und Beta-Adrenozeptor-Agonisten mit vorwiegend arteriell konstriktorischer Wirkung wie z. B. Etilefren (Effortil) zur Verfügung. Derartige Medikamente, deren Wirkung mit einer Besserung des Schellong-Testes individuell nachgewiesen werden sollte, werden erst nach Versagen der physikalischen Therapie eingesetzt.

10.2.3 Hypoglykämische Synkope

Die Erkennung erfolgt durch die Blutzuckerbestimmung

Blässe, Bradykardie, bis zu Stunden vorangehende Vorboten, Konzentrationsstörung, Unruhe, Benommenheit und nicht selten Urininkontinenz charakterisieren die Besonderheiten hypoglykämischer Synkopen (Wayne 1961). Die Erkennung erfolgt durch die Blutzuckerbestimmung, die Akutbehandlung durch die intravenöse Gabe 50%iger Glykose, bis die hypoglykämischen Zeichen beseitigt sind.

10.2.4 Kardiale Synkopen

Sind vasovagale Synkopen, Orthostase und Hypoglykämie ausgeschlossen, ist nach einer kardialen Ursache der Synkope zu suchen. Bradykardien (unter 35 pro Minute) und Tachykardien (über 150 pro Minute) vermindern auch bei Gefäßgesunden die Gehirndurchblutung. Bei zerebrovaskulären Erkrankungen, Anämie, koronarer, myokardialer und valvulärer Herzerkrankung kann aber auch eine Herzfrequenz von 35–150/min Verminderungen der Hirndurchblutung bewirken.

10.2.4.1
Synkopen bei bradykarden Herzrhythmusstörungen

Ein periodisch auftretender kompletter atrioventrikulärer Block ist die häufigste Arrhythmie, die zu Synkopen führt (Stokes-Adams-Morgagni-Syndrom). Die Synkopen treten meist beim Übergang von einem inkompletten AV-Block I. und II. Grades zum kompletten Block III. Grades auf. Der Bewußtseinsverlust tritt meist ohne Vorboten auf. Blässe und einige klonische Bewegungen der Extremitäten und des Gesichtes können vorkommen. Bei längerer Asystolie kommt es zur Zyanose, fehlender Pupillenreaktion, Inkontinenz und beidseitigem Babinski-Zeichen. Nicht selten folgt ein Durchgangssyndrom.

Bewußtseinsverlust tritt meistens ohne Vorboten auf

10.2.4.2
Synkopen bei tachykarden Herzrhythmusstörungen

Führen supraventrikuläre Tachykardien zu Synkopen, so ist deren spezielle medikamentöse Therapie durchzuführen. Kardiale Synkopen kommen weiterhin vor bei massivem akutem Myokardinfarkt, schwerer Aortenklappenstenose, idiopathischer hypertropher Subaortenstenose, bei Patienten mit Aorten- oder Mitralklappenprothesen, Thromben im linken Vorhof, Vorhofmyxom sowie bei primärer pulmonaler Hypertonie und Lungenarterienembolien. Die Fallot-Tetralogie ist die häufigste kongenitale Mißbildung des Herzens, die zu Synkopen führt.

10.2.5
Carotis-Sinus-Synkopen

Das Carotis-Sinus-Syndrom ist definiert als spontane, durch mechanischen Druck auf die Carotis-Gabel ausgelöste, meist nur kurz dauernde Synkope (Geisler 1981). Pathophysiologisch wird eine pathologische Reflexantwort bei Schädigung des Carotis-Sinus infolge Mediaveränderungen und Koronarsklerose verantwortlich gemacht. Die Synkopen treten in aufrechter Haltung auf, meist bei Patienten jenseits des 70sten Lebensjahres. Sie sind bei Männern zwei- bis dreimal häufiger als bei Frauen. Reklination oder Drehen des Kopfes sowie enge Kragen, Glissonschlingen oder andere Manipulationen am Halsbereich lösen die Synkopen aus. Das Carotis-Sinus-Syndrom ist bei etwa 3–5% aller Synkopen als Ursache anzunehmen. Wegen der guten Behandlungsmöglichkeit durch kardiale Schrittmacherimplantation verdient es besonderes Interesse. Eine Schrittmacherimplantation ist nicht indiziert bei dem sogenannten depressorischen Typ des Carotis-Sinus-Syndroms, bei dem es primär zu prolongiertem Blutdruckabfall, nicht jedoch zu Asystolie kommt. Der depressorische Typ macht etwa 10% aller Carotis-Sinus-Syndrome aus. Überwiegt der vagal-kardiale Typ, ist auch bei Kombination mit arterieller Hypertonie eine Schrittmachertherapie vorgeschlagen worden.

Die Synkopen treten in aufrechter Haltung auf

Schrittmacherimplantation

10.2.6
Synkopen bei Vagus-, Glossopharyngeusneuralgie, Schluck-, Husten-, Miktionssynkopen

Selten kommt es durch eine Exzitation des dorsalen motorischen Kernes des Vagus über Kollaterale vom Nucleus tractus solitarius zu schmerzbedingten

Synkopen. Die adäquate Therapie der Neuralgie beseitigt auch die Synkopen. Schlucksynkopen wurden bislang bei wenigen Patienten beschrieben, vornehmlich bei Erkrankungen des Ösophagus oder des Magens. In der Regel genügt die Behandlung der Ösophagus- oder Magenerkrankung, evtl. durch eine Operation.

Miktionssynkopen nach reichlichem Alkoholkonsum

Miktionssynkopen kommen vornehmlich bei jungen Männern und älteren Frauen vor und sind pathophysiologisch uneinheitlich. Miktionssynkopen treten häufig nach reichlichem Alkoholkonsum auf, wenn die übervolle Blase rasch entleert wird. Hustensynkopen treten häufig bei Kindern mit Asthma bronchiale oder andren chronischen Atemwegserkrankungen auf. Die Synkopen verschwinden in der Regel mit der erfolgreichen Behandlung der Atemwegserkrankung. Nur beim sicheren Nachweis hustenbedingter hochgradiger Bradykardien oder Asystolien ist die Implantation eines Demand-Schrittmachers zu überlegen (Haslam u. Freigang 1981).

10.2.7 Analyse videodokumentierter Synkopen

In den internistischen und neurologischen Lehrbüchern werden Synkopen häufig wie melodramatische Ohnmachten in alten Kinofilmen beschrieben. Die Schauspielerin/Patientin seufzt, sinkt schlaff zu Boden und bleibt mit geschlossenen Augen reglos liegen und erwacht mit den Worten „Wo bin ich?". Erst die videodokumentierte Analyse von Synkopen (Lempert 1997) räumt mit diesem Vorurteil und dieser Klischeevorstellung von Synkopen auf. Nach der Analyse von videodokumentierten Synkopen stürzen 50% der Patienten mit gestreckten Knien und Hüften, überwiegend nach rückwärts, zu Boden. Ca. 50% der Betroffenen sacken atonisch zu Boden. Konvulsionen sind ausgesprochen häufig und werden mit 70–90% beobachtet. Dabei handelt es sich typischerweise um multifokal und asynchron auftretende Konvulsionen.

Ca. 50% der Betroffenen sacken atonisch zu Boden

Initial ist häufig ein Downbeat-Nystagmus zu beobachten

Die Augen bleiben in der Synkope meist geöffnet, wie bei epileptischen, anders als bei psychogenen Anfällen. Initial ist häufig ein kurzzeitiger Downbeat-Nystagmus zu beobachten. Typisch ist auch eine Blickwendung nach oben in der ersten Hälfte der Synkope.

Bei 80% der Probanden, bei denen Synkopen ausgelöst und videodokumentiert wurden, traten Bewegungsautomatismen auf. Dabei wurde das Lecken der Lippen, Kauen, Nesteln, Handbewegungen zum Kopf und ähnliches, meist in der zweiten Hälfte der Synkope beobachtet. Ca. 60% der Probanden berichteten über Halluzinationen während der Synkope. Dabei wurden einfache visuelle und akustische Wahrnehmungen bis hin zum Erleben komplexer Szenen geschildert.

Aufgrund dieser neueren, sehr genauen Angaben der Arbeitsgruppe um Lempert sollten heute keine Synkopen mit anfallsartig auftretendem Schwindel kaum noch verwechselt werden können. Viel wichtiger erscheint die Differentialdiagnose von Synkopen zu epileptischen Anfällen. Während der Sturz bei einer Synkope schlaff oder steif sein kann und die Myoklonien arrhythmisch und multifokal auftreten, ist der Sturz beim epileptischen Anfall steif, und die Myoklonien sind rhythmisch und generalisiert. Ein Zungenbiß ist bei einer Synkope sehr selten, beim epileptischen Anfall häufig. Eine Erhöhung von Prolaktin und Kreatinin findet sich lediglich beim epileptischen Anfall, nicht aber bei Synkopen.

Ein Zungenbiß ist bei einer Synkope sehr selten

10.3 Narkolepsie

Die Narkolepsie ist eine bis heute nicht vollkommen geklärte Erkrankung, die mit imperativem Schlafdrang, einer Aufwachlähmung, Hypnagogen-Halluzinationen und einem affektiven Tonusverlust einhergehen kann. Während der imperative Schlafdrang obligat zur Diagnosestellung ist, sind die drei zuletzt genannten Symptome fakultativ. Bei freudiger wie trauriger affektiver Erregung kann es bei dem Betroffenen zu einem affektiven Tonusverlust kommen. Dabei kommt es zu einem vorübergehenden Verlust des Muskeltonus in der gesamten Muskulatur und der Betroffene stürzt aton zu Boden.

Affektiver Tonusverlust

10.4 Vertebrobasiläre Insuffizienz

So wie vorübergehende Durchblutungsstörungen im Carotis-Stromgebiet mit neurologischen Ausfällen, die per Definition nicht länger als 24 Stunden anhalten, transitorisch-ischämische Attacken genannt werden, werden vorübergehende Durchblutungsstörungen im vertebrobasilären Stromgebiet als vertebrobasiläre Insuffizienz bezeichnet (Hofferberth 1984). Während das Leitsymptom der vertebrobasilären Insuffizienz ein plötzliches Auftreten von Drehschwindel bei Reklination oder Seitwärtsdrehung des Kopfes ist, lassen sich bei 15% der Patienten auch sogenannte „dropattacks" oder Sturzattacken beobachten. Hierbei handelt es sich pathophysiologisch um eine flüchtige Durchblutungsstörung im Bereich der Formatio reticularis im Hirnstamm. Diese führt zu einem vorübergehenden Tonusverlust der Streckmuskulatur und damit auch zu einem atonen Hinstürzen.

Plötzliches Auftreten von Drehschwindel bei Reklination oder Seitwärtsdrehung des Kopfes

Literatur

1. Geisler JS (1981) Karotissinus-Syndrom. In: Hopf HCH, Poeck K, Schliack H (Hrsg) Neurologie in Praxis und Klinik. Thieme, Stuttgart, 7.1–7.2
2. Haslam RHA, Freigang B (1985) Cough syncope mimicking epilepsy in asthmatic children. Can J Sci Neurol 12:45–47
3. Hofferberth B (1984) Otoneurologische Befunde bei vertebro-basilärer Insuffizienz. Thieme, Stuttgart New York
4. Kapoor WN, Karpf M, Wieland S, Peterson JR, Levey GS (1983) A prospective evaluation and follow-up of patients with syncope. New Engl J Med 309:197–204
5. Savage DD, Corwin L, McGree DL, Kannel WB, Wolf PA (1985) Epidemiologic features of isolated syncope: The Framingham study. Stroke 16:626–629
6. Schmidt D (1987) Synkopen. In: Brandt T, Dichgans J, Diener HC (Hrsg) Therapie und Verlauf neurologischer Erkrankungen. W. Kohlhammer, Stuttgart Berlin Köln Mainz
7. Wayne HH (1961) Syncope. Am J Med 29:418–438

Posturographische Untersuchungen der Gleichgewichtsregulation nach Alkoholingestion

M. Nieschalk, C. Ortmann, G. Fechner, A. West, F. Schmäl, W. Stoll

Posturographische Untersuchungen der Gleichgewichtsregulation nach Alkoholingestion

M. Nieschalk, C. Ortmann, G. Fechner, A. West, F. Schmäl
und W. Stoll

11.1
Einleitung

Seit langem werden alkoholbedingte Ausfallerscheinungen des Gleichgewichtssystems, wie etwa der Verlust der Standsicherheit, zur groben Beurteilung des Grades der Trunkenheit herangezogen. Die zur Prüfung üblicherweise verwendeten Tests sind jedoch nicht standardisiert. Ihre Beurteilung und Dokumentation zeigt bei verschiedenen Untersuchern große interindividuelle Schwankungen. Die Methode der statischen Posturographie mittels einer Plattform erlaubt eine reproduzierbare Registrierung der Körperschwankungen.

Ziel war es, die Wirkung einer Alkoholingestion auf die Standsicherheit zu dokumentieren

Ziel dieser Arbeit war es, mit Hilfe einer solchen Meßplattform, die Wirkung einer akuten Alkoholingestion auf die Standsicherheit zu dokumentieren. Die Posturographie ermöglicht zudem anhand der von ihr ermittelten Parameter ein bestimmtes Muster der Körperschwankungen herauszuarbeiten. So haben die Untersuchungen an Patienten mit Schädigungen des Kleinhirns gezeigt, daß bestimmte Muster der Körperschwankungen wiederum auf Läsionen von ganz speziellen Funktionseinheiten innerhalb des Cerebellums hindeuten [2]. Es sollte im Rahmen dieser Arbeit geklärt werden, ob die akute Alkoholintoxikation eine besondere Wirkung in einer oder mehrerer der Strukturen entfaltet, die an der Stabilisierung der aufrechten Körperhaltung beteiligt sind.

11.2
Probanden und Methode

11.2.1
Probanden

Das Versuchskollektiv bestand aus 30 durchschnittlich an Alkohol gewöhnte Probanden (13 Frauen, 17 Männer) im Alter zwischen 22 und 35 Jahren (Mittelwert: 27 Jahre). Alle Probanden waren frei von neurootologischen, internistischen, neurologischen oder ophthalmologischen Erkrankungen. Auf jede Medikamenteneinnahme 24 Stunden vor Versuchsbeginn wurde verzichtet.

11.2.2
Versuchsanordnung und Auswertung

Die Probanden standen barfuß, mit beiden Füßen parallel im Abstand von 4 cm, auf der Meßplattform. Sie wurden dazu angehalten, möglichst ruhig mit vor der Brust gekreuzten Armen zu stehen.

Statokinesigramm

Vier Kraftaufnehmer, in den Ecken der Meßplatte angeordnet, ermöglichten eine kontinuierliche Aufzeichnung der Abweichung des auf die Mitte der Plattform projizierten Körperschwerpunktes gleichzeitig in sagittaler (anterior/posterior) und lateraler (rechts/links) Richtung [4] (Abb. 11.1). Das derart registrierte Statokinesigramm wurde anschließend mit Hilfe eines Computersystems (Canvas™ 3.5.3 für Macintosh) von der analogen in eine digitale Darstellungsform umgewandelt und in einem Zeitintervall von 20 s ausgewertet [3]. Als Parameter wurde zunächst der durch die Bewegung des

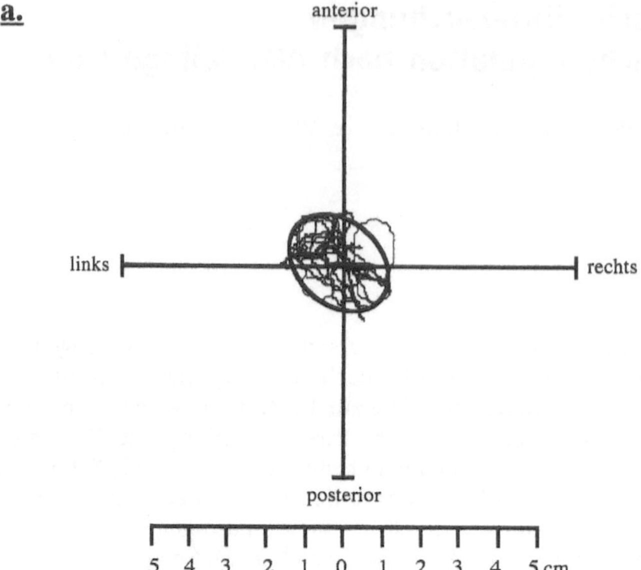

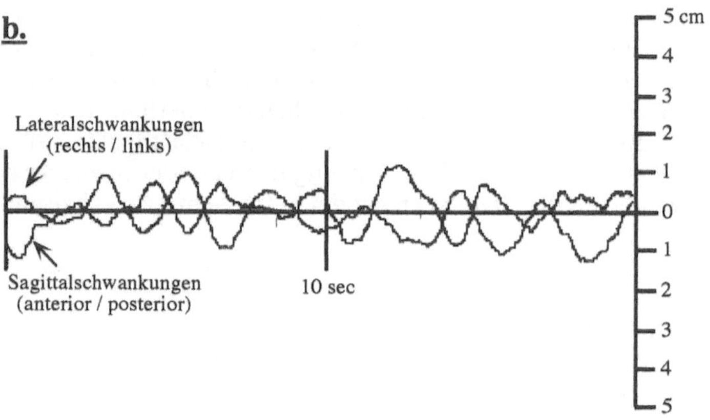

Abb. 11.1 a, b. Darstellung der Originalkurven posturographisch registrierter Körperschwankungen. **a** Statokinesigramm unter den Bedingungen des Romberg-Tests mit geschlossenen Augen (vor Alkoholingestion). Die eingezeichnete Ellipse dient zur Berechnung der von den Körperschwankungen umschlossenen Fläche (Schwankungsfläche = SF). **b** Darstellung des durch die Bewegung des Körperschwerpunktes zurückgelegten Weges (Schwankungsweg = SW)

Körperschwerpunktes im registrierten Zeitintervall zurückgelegte Weg berücksichtigt (Schwankungsweg = SW) (Abb. 11.1 b). Weiterhin ließ sich die von den Körperschwankungen umschlossene Fläche (Schwankungsfläche = SF) ermitteln. Die Flächenberechnung erfolgte mit Hilfe der von Hadj-Djilani beschriebenen „confidence-ellipse method" [6] (Abb. 11.1 a).

11.2.3 Versuchsprotokoll

Alle Probanden wurden gebeten, 6 Stunden vor Versuchsbeginn keine Nahrung mehr zu sich zu nehmen. Alle Versuche fanden nachmittags statt.

Zunächst erfolgte die Registrierung der Körperschwankungen auf der Meßplattform unter den Bedingungen des Romberg-Tests über 1 min, sowohl mit geöffneten als auch mit geschlossenen Augen. Nach einer kurzen Adaptationsphase wurde jeweils ein Zeitintervall von 20 s ausgewertet.

Anschließend war es jedem Probanden freigestellt, innerhalb von 2 Stunden eine ihm genehme Menge Alkohol zu trinken. In der darauffolgenden 30-minütigen Pause erfolgte kein weiterer Alkoholkonsum. Danach wurde die oben bereits beschriebene posturographische Registrierung unter den Bedingungen des Romberg-Tests noch einmal wiederholt. Eine sich anschließende venöse Blutentnahme diente der Feststellung der *Blutalkoholkonzentration (=BAK)*. Die Bestimmung der BAK erfolgte mit Hilfe der sog. „head-space gas chromatography".

Blutalkoholkonzentration

11.2.4
Statistische Auswertung

Die statistische Datenanalyse wurde unter Anwendung des Computerprogramms „Student Systat" (version 1.0 für Macintosh) durchgeführt. Die Unterschiede der ermittelten Parameter, vor und nach Alkoholingestion, ließen sich mit Hilfe der Ein-Weg-Varianzanalyse (one-way ANOVA) und des „John Turkey's HSD multiple comparison" Tests auf statistische Signifikanz untersuchen.

11.3
Ergebnisse

Die 30 Probanden konnten gemäß der gemessenen Blutalkoholkonzentrationen, die bei Werten zwischen 0,22‰ und 1,59‰ lagen, in 4 Gruppen unterteilt werden: Gruppe 1 (n=7; BAK<0,49‰), Gruppe 2 (n=11; 0,41‰ ≤ BAK ≤ 0,8‰), Gruppe 3 (n=7; 0,81‰ ≤ BAK ≤ 1,0‰) und Gruppe 4 (n=5; 1,01‰ ≤ BAK ≤ 1,5‰).

Der durch die Bewegung des Körperschwerpunktes im registrierten Zeitintervall zurückgelegte Weg (SW) nahm mit steigender Alkoholkonzentration nur gering zu, solange eine visuelle Kontrolle die Standsicherheit ermöglichte (Abb. 2 - oben). Ein statistischer Gruppenvergleich zeigte hier keine signifikanten Unterschiede. Im Gegensatz dazu konnte im Romberg-Test mit geschlossenen Augen eine deutliche Zunahme des Parameters SW in der Gruppe mit den höchsten gemessenen Alkoholspiegeln beobachtet werden (Abb. 11.2 - unten). Die Varianzanalyse mit Gruppenvergleich zeigte, daß die Probanden mit einer BAK über 1,0‰ (Gruppe 4) deutlich von allen anderen unterschieden werden konnten. Die individuellen Quotienten aus Sagittal- und Lateralschwankungen verdeutlichten bei geschlossenen Augen und unter Alkoholeinfluß eine Zunahme der Körperschwankungen in alle Richtungen.

Visuelle Kontrolle

Probanden mit einer BAK über 1,0‰ werden deutlich von allen anderen unterschieden

Die von den Körperschwankungen umschlossene Fläche (SF) wies unter Alkoholeinwirkung mit Spiegeln über 1,0‰ (Gruppe 4) Unterschiede sowohl im Romberg-Test mit offenen (Abb. 11.3 - oben) als auch mit geschlossenen Augen (Abb. 11.3 - unten) auf.

Eine statistisch signifikante Unterscheidung der Gruppe 4 von allen Probanden mit einer BAK unterhalb von 0,8‰ (Gruppe 1 und 2) war möglich. Da sich Sagittal- und Lateralschwankungen in gleicher Weise vergrößerten, beruhte der alkoholinduzierte Flächenzuwachs auf nichtspezifischen, also omnidirektionalen Veränderungen.

11.4
Diskussion

Trotz großer interindividueller Unterschiede der Meßwerte zeigten sowohl der durch die Bewegung des Körperschwerpunktes im registrierten Zeitintervall zurückgelegte Weg (SW) als auch die von den Körperschwankungen umschlossene Fläche (SF) Veränderungen in Abhängigkeit von der Blutalkohol-

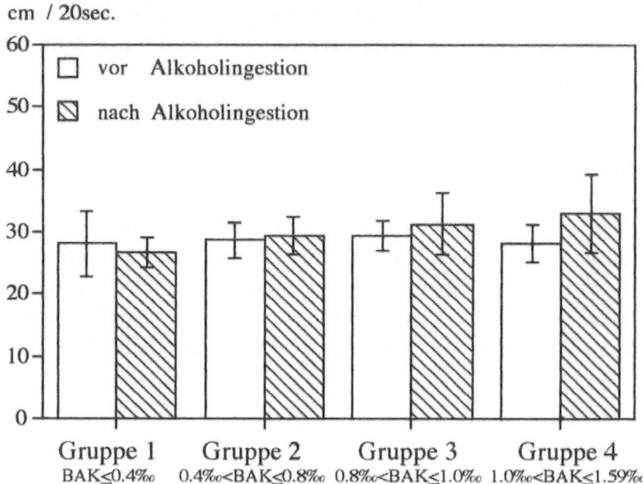

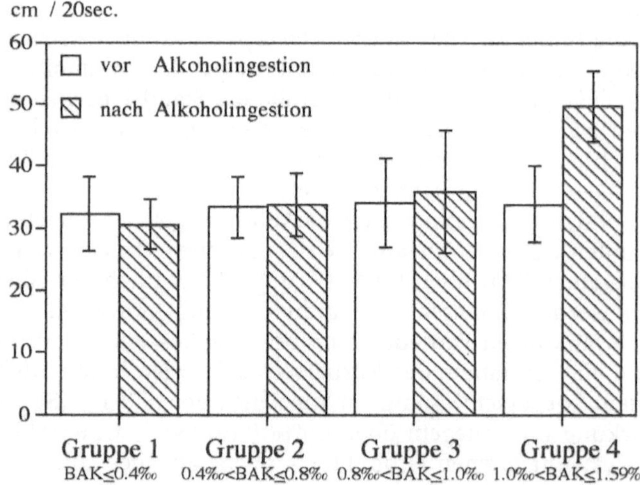

Abb. 11.2. Mittelwerte und Standardabweichungen des durch die Bewegung des Körperschwerpunktes im registrierten Zeitintervall zurückgelegten Weges (Schwankungsweg = SW) vor und nach Alkoholingestion. Die 30 Probanden wurden gemäß der Blutalkoholkonzentration (BAK) in 4 Gruppen eingeteilt

Veränderungen in Abhängigkeit von der Blutalkoholkonzentration

konzentration. Dies galt besonders für die Probandengruppe mit hohem Blutalkoholgehalt (Gruppe 4), wohingegen Alkoholspiegel unter 0,8‰ (Gruppe 1, 2, und 3) einen geringeren Einfluß auf die untersuchten Parameter ausübten. Diese Ergebnisse stimmen gut mit Untersuchungen von Kubo u. Mitarb. [9], sowie von Ledin und Ödkvist [10] überein. Auch Diener [3] berichtete über eine signifikante Zunahme der registrierbaren Körperschwankungen oberhalb einer kritischen Blutalkoholkonzentration von 0,9‰.

SCHWANKUNGSFLÄCHE

Romberg-Test mit geöffneten Augen

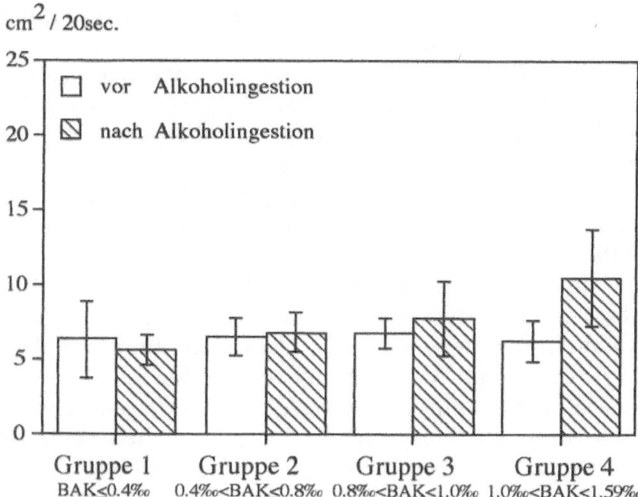

Romberg-Test mit geschlossenen Augen

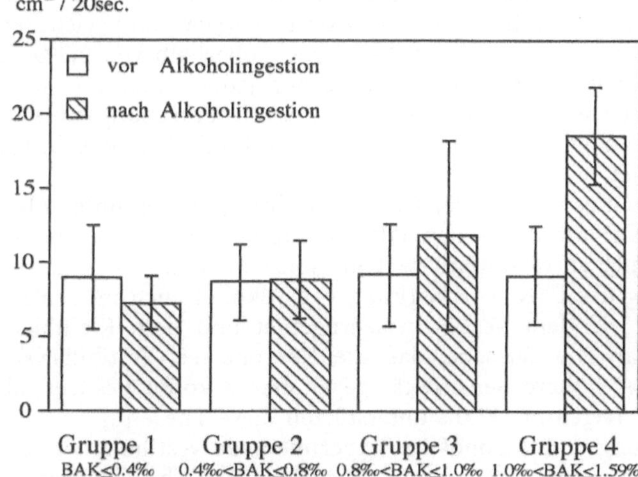

Abb. 11.3. Mittelwerte und Standardabweichungen der von den Körperschwankungen im registrierten Zeitintervall umschlossenen Fläche (Schwankungsfläche = SF) vor und nach Alkoholingestion

Die alkoholinduzierte Ataxie in der Gruppe 4 nicht vollständig durch das vestibulookuläre System kompensiert

Darüber hinaus konnte in der hier vorgestellten Untersuchung die alkoholinduzierte Ataxie in der Gruppe 4 (BAK >1,01‰) nicht vollständig durch das vestibulookuläre System kompensiert werden. Dies äußerte sich in Form einer signifikanten Zunahme der von den Körperschwankungen umschlossene Fläche (ST) unter Alkoholeinwirkung, sowohl im Romberg-Test mit geschlossenen als auch mit geöffneten Augen.

Der durch Alkoholingestion ausgelöste Anstieg der Körperschwankaktivität ließ keine bevorzugte Richtung erkennen. Es handelte sich vielmehr um omnidirektionale Schwankungen, die gleichermaßen in sagittaler als auch in la-

Posturographische Muster unseres Experiments: omnidirektional ausgerichtete Schwankungen

teraler Richtung ausgeprägt waren. Die Ergebnisse von Diener, der eine Bevorzugung der sagittalen Richtung beschrieb [3], konnten hier nicht bestätigt werden. Der o.g. Autor verglich Ergebnisse der Posturographie nach akuter Alkoholingestion mit denen von Patienten, die umschriebene cerebelläre Läsionen verschiedener Lokalisation aufwiesen. Er schlußfolgerte, daß das Muster der Körperschwankungen unter akuter Alkoholeinwirkung dem bei dauerhaften Schäden des Kleinhirns, vorwiegend des Kleinhirn-Vorderlappens (des sog. Spinocerebellums) ähnelt, wie man sie auch nach chronischem Alkoholabusus antrifft. Das posturographische Muster unseres Experiments: omnidirektional ausgerichtete Schwankungen, einhergehend mit einer fehlenden visuellen Stabilisation was den Flächen-Parameter (SP) der alkoholinduzierten Ataxie anbelangt, wird gleichermaßen aber eher bei chronischen Schäden des unteren Kleinhirnwurms (des sog. Vestibulo- oder Archicerebellums) angetroffen [2, 7].

Seit langem sind alkoholabhängige Befunde bei der Lageprüfung bekannt [1]. So berichtet auch Scherer [11] über den divergierenden Lagenystagmus (Positional-Alkoholnystagmus, PAN I), wenn der Blutalkoholspiegel einen Wert von 0,38‰ übersteigt. Bei einem nachfolgenden Abfall des Alkoholspiegels auf ca. 0,2‰ wird dann ein konvergierender Lagenystagmus (PAN II) beschrieben. Für diese alkoholtypischen Befunde werden Veränderungen des spezifischen Gewichts der Innenohrlymphe verantwortlich gemacht. Hieraus soll eine Umwandlung der auf Winkelbeschleunigung spezialisierten Bogengangsrezeptoren in Rezeptoren zur Messung der Schwerkraft resultieren.

Obwohl die Schwellenwerte einer alkoholinduzierten Ataxie für die statische Posturographie mit denen des PAN nicht direkt vergleichbar sind, so scheint es doch, daß erstere höhere Blutalkoholspiegel benötigt [9]. Lediglich die Untersuchungsmethode der dynamischen Posturographie erkennt, unter experimenteller Ausschaltung des propriozeptiven und visuellen Systems, schon Veränderungen bei einer BAK knapp oberhalb von 0,3‰ [5]. Meßsysteme der dynamischen Posturographie sind jedoch apparativ aufwendig und sehr teuer. Sie stehen nur wenigen Zentren und Forschungseinrichtungen zur Verfügung und sind für den Einsatz unter klinischen Routinebedingungen wenig geeignet.

Die Neurone des Vestibulariskerngebietes besitzen eine sehr viel höhere Sensitivität gegenüber Alkohol

Auch die Aufzeichnung der Gleichgewichtsregulation unter Alkoholeinwirkung mit Hilfe der statischen Posturographie ermöglicht Rückschlüsse auf peripher- und zentralvestibuläre Funktionseinheiten und ergänzt somit die Registrierung des PAN. Die Wirkung von Alkohol auch im zentral-vestibulären System, wie dem Vestibulariskerngebiet und dem Kleinhirn, wird dadurch meßbar. Die Tatsache, daß die Neurone des Vestibulariskerngebietes eine sehr viel höhere Sensitivität gegenüber Alkohol besitzen als etwa die Neurone des Trigeminuskerns unterstützen diese These [8].

Die Ergebnisse einer Gleichgewichtsprüfung werden durch Alkohol in erheblichem Ausmaß verändert

Die Wirkung von Alkohol auf experimentelle vestibuläre Untersuchungen in der Situation der Begutachtung ist bisher wenig beachtet worden. Scherer [11] weist darauf hin, daß die Ergebnisse einer Gleichgewichtsprüfung durch Alkohol in erheblichem Ausmaß verändert werden, wobei die Uniformität der beobachteten Veränderungen bei der Dreh- und optokinetischen Prüfung sowie der kalorischen Testung des peripheren Vestibularorgans besonders auffallend war. So konnten die unter Alkohol auftretende Seitendifferenz der vestibulären Reaktion ebenso wie die qualitativen Veränderungen des Nystagmus von Befunden, wie man sie auch bei Schädelhirntraumen findet, nicht differenziert werden. Änderungen der vestibulospinalen Reaktion nach Alkoholgenuß wurden von Scherer in diesem Zusammenhang nicht berücksichtigt. Die Ergebnisse der hier vorliegenden Arbeit zeigen allerdings, daß auch die unter Alkoholeinfluß auftretenden Veränderungen der Körperschwankungen von pathologischen Befunden, wie sie bei chronischen Erkrankungen des Kleinhirns auftreten, nicht zu unterscheiden sind. Bemerkenswert ist weiterhin, daß dies bereits bei Alkoholmengen der Fall ist, die von der Bevölkerung häufig zu sich genommen werden und mit denen deshalb jederzeit zu rechnen ist. Im Rahmen einer Begutachtung des Vestibularsystems sollte, ergänzend zu den Untersuchungen von Scherer, somit auch auf den „toxisch" bedingten, falsch positiven Befund bei der Prüfung der vestibulospinalen Reaktion hingewiesen werden, um somit eine ungerechtfertigte Minderung der Erwerbsfähigkeit zu vermeiden.

Begutachtung des Vestibularsystems

Literatur

1. Aschan, G.: Different types of alcohol nystagmus. Acta Otolaryngol (Stockh) Suppl 140 (1958) 69–78
2. Diener, H., J. Dichgans, M. Bacher, B. Gompf: Quantification of postural sway in normals and patients with cerebellar diseases. Electroenceph clin Neurophysiol 57 (1984) 134–142
3. Diener, H., J. Dichgans, M. Bacher, J. Hülser, H. Liebach: Mechanisms of postural ataxia after intake of alcohol. Z Rechtsmed 90 (1983) 159–165
4. Fried, R., W. Arnold: Der objektivierbare Rombergtest (Posturographie) mit der neuen „Luzerner Meßplatte". Laryng Rhinol Otol 66 (1987) 433–436
5. Goebel, J., D. Dunham, J. Rohrbaugh, D. Fischel, P. Stewart: Dose-related effects of aleohol on dynamic posturography and oculomotor measures. Acta Otolaryngol (Stockh) Suppl 520 (1995) 212–215
6. Hadj-Djilani, A.: Multiparametrical study of posturography using force platform: recording with and without vestibular caloric stimulation. Neuro-Orthopedics 6 (1988) 93–100
7. Hufschmidt, A., J. Dichgans, K. Mauritz, M. Hufschmidt: Some methods and parameters of body sway quantification and their neurological applications. Arch Psychiat Nervenkr 228 (1980) 135–150
8. Ikeda, Y., M. Sasa, S. Takaori: Selective effect of ethanol on the vestibular nucleus neurons in the cat. Jap J Pharmacol 30 (1981) 665–673
9. Kubo, T., Y. Sakata, T. Matsunaga, A. Koshimune, S. Sakai, K. Ameno, L. Ijiri: Analysis of body sway pattern after alcohol ingestion in human subjects. Acta Otolaryngol (Stockh) Suppl 468 (1989) 247–252
10. Ledin, T., L. Ödkvist: Effects of alcohol measured by dynamic posturography. Acta Otolaryngol (Stockh) Suppl 481 (1991) 576–581
11. Scherer, H., S. Holtmann: Die Beeinflussung der vestibulären Untersuchung durch Alkohol. Laryng Rhinol Otol 62 (1983) 558–560

Schwindel durch Erkrankungen im Wirbelsäulenbereich – Pathophysiologische Vorstellungen –

H. W. Delank

Schwindel durch Erkrankungen im Wirbelsäulenbereich – Pathophysiologische Vorstellungen –

H. W. Delank

12.1 Zervikogenese von Schwindelbeschwerden umstritten

Ein kausaler Zusammenhang zwischen Schwindel und Erkrankung der Halswirbelsäule wird in Frage gestellt

Noch vor wenigen Jahren war in einem Gutachten eines renommierten Neurologen der Satz zu lesen: „Ein kraniozervikales Gleichgewichtsorgan ist mir nicht bekannt.“ Mit dieser lapidaren Feststellung wird ein kausaler Zusammenhang zwischen Schwindel und Erkrankung der Halswirbelsäule grundsätzlich in Frage gestellt. Eine ähnliche Auffassung vertraten und vertreten immer noch manche Hardliner unter neurologischen und HNO-ärztlichen Gutachtern. Der wesentliche Grund hierfür dürfte in einem oftmals unzureichenden Wissensstand und insbesondere in dem Umstand zu suchen sein, daß bislang keine guten neurophysiologischen Untersuchungsverfahren zur Verfügung stehen, mit denen zweifelsfrei zervikal ausgelöste Gleichgewichtsstörungen diagnostiziert werden können.

Treffend schrieb daher kürzlich H. Scherer [7]: „Die größten Kritiker zervikaler Ursachen von Gleichgewichtsstörungen sind im Lager zervikaler Hypodiagnostiker zu finden.“

Dennoch: Nach allgemeiner klinischer Erfahrung kann heute die Existenz eines zervikogenen Schwindels kaum mehr ernsthaft bezweifelt werden. Umstritten geblieben sind allerdings unverändert die Vorstellungen über die pathomechanischen und pathophysiologischen Bedingungen dieses zervikalen Schwindels.

12.2 Unterschiedliche pathophysiologische Konzepte (Abb. 12.1)

Die grundsätzliche Problematik stellt sich demzufolge mit der Frage, wie und auf welchen Wegen können störende Einflüsse von der Halswirbelsäule auf das zentrale Gleichgewichtssystem gelangen. Im wesentlichen kommen hier zwei verschiedene pathophysiologische Endstrecken in Betracht:

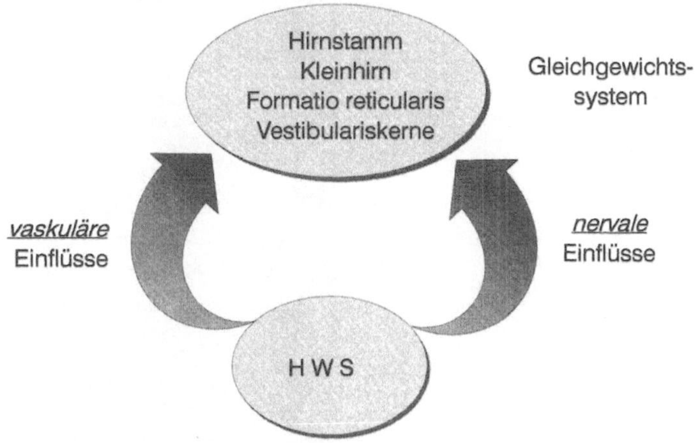

Abb. 12.1. Zervikogene Störungen auf das Gleichgewichtssystem

Einerseits vaskuläre Versorgung, andererseits Irritationen von nervalen Afferenzen

Einerseits die Einflußnahme auf die vaskuläre Versorgung im vertebrobasilären Bereich und andererseits Irritationen von nervalen Afferenzen aus der oberen HWS-Region zum Gleichgewichtskerngebiet.

12.3 Vertebrovaskulärer Schwindel

Intermittierende, vertebrobasiläre Insuffizienz

Die vaskulären Störungen aus dem HWS-Bereich treten klinisch unter dem Bild einer intermittierenden, vertebrobasilären Insuffizienz (VBI) in Erscheinung. Der dabei typische, anfallsweise und lageabhängige Schwindel ist zwar ein häufiges Symptom der VBI, doch regelhaft nicht das Einzige.

In bunten, wechselnden Kombinationen treten vielfältige neurologische Störungen hinzu, deren Ausprägung wegweisend für die Abgrenzung von Störbildern aus dem Carotiskreislauf sein kann [2]. Mit dem Schwindel zusammen auftretende Dysarthrien und Dysphagien sind besonders kennzeichnend für eine VBI und gelten als prognostisch ungünstig.

Drop attacks

Ebenfalls charakteristisch für eine VBI sind sog. „drop attacks“, während flüchtige sensomotorische Hemisyndrome, eine Amaurosis fugax oder dysphasische Attacken das Bild einer transitorischen Ischämie im Carotiskreislauf prägen.

Ätiopathologisch überwiegt bei der VBI zweifelsfrei die Arteriosklerose. Daneben müssen aber auch primär vertebragene Faktoren in Betracht gezogen werden.

12.4 Vertebragene Kausalfaktoren (Abb. 12.2)

Eine Auflistung der wesentlichen vertebralen Faktoren für die Entwicklung einer VBI mag Tabelle 12.1 geben. Zunächst sei auf die Bedeutung von anlagebedingten und erworbenen HWS-Veränderungen für das Symptom des zervikovaskulären Schwindels hingewiesen.

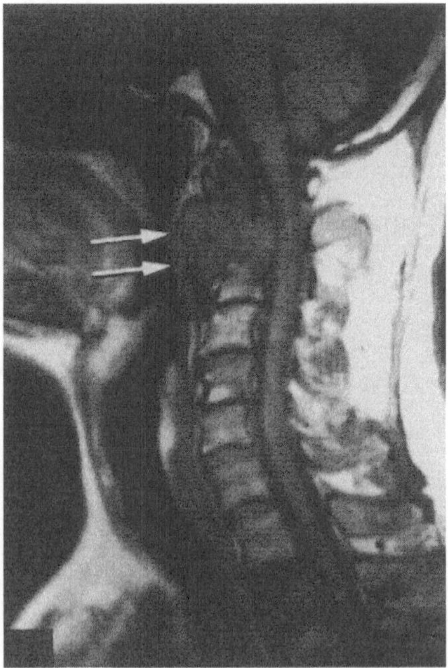

Abb. 12.2. Hypernephrom-Metastase im HWK2 mit Destruktion des Axiskörpers und des Dens. N.B.: *Kein* „zervikaler Schwindel“ (nach [3])

Tabelle 12.1. Vertebragene Faktoren bei vertebrobasilärer Insuffizienz

1. Anlagevarianten/Mißbildungen des okzipitozervikalen Übergangs (z.B. Atlas/Axisdysplasie, basiläre Impression, Arnold-Chiari, Klippel-Feil)
2. Verlaufsvarianten der A. vertebralis und ihrer Äste (z.B. Kaudale Schleifenbildung der PICA)
3. Erworbene Malformationen im okzipitozervikalen Bereich (z.B. PCP, Mb. Paget)
4. Raumfordernde Prozesse im oberen HWS-Bereich
5. Traumatische HWS-Läsionen (z.B. „Schleudertrauma", Dens-Fraktur (häufig mit Pseudoarthrose), Jefferson-Fraktur)

12.5 Vertebralisverlauf als möglicher Kausalfaktor

Bekanntermaßen verläuft die A. vertebralis von der Höhe des 6. HWK an kranialwärts in den Foramina transversorum. Diese knöcherne Einbettung bietet Schutz aber zugleich auch eine erhöhte Vulnerabilität durch ossäre Strukturveränderungen in der Nachbarschaft. Besonders eng und bogig windet sich die Pars atlantis der Vertebralarterie in einer Rinne an der Oberseite des hinteren Atlasbogens sowie bei ihrem Durchtritt durch die Membrana atlantooccipitalis. Anatomische Varianten der A. vertebralis und ihrer Äste treten nicht selten auf. Sie bleiben meist klinisch bedeutungslos, können aber auch gravierende Störungen auslösen.

Wenig bekannt ist z. B. eine relativ häufige kaudale Schleifenbildung der A. cerebelli inf. post (Ast der A. vertebralis), hinabreichend in den oberen Spinalkanal [1, 9]. Okzipitozervikale Irritationen dieses gewöhnlich intrakraniell verlaufenden Gefäßes können die Ursache eines Wallenberg-Syndroms mit heftigen Schwindelattacken sein.

Arnold-Chiari-Syndrom

Auch beim Arnold-Chiari-Syndrom oder bei der basilären Impression können intermittierende Schwindelbeschwerden in Erscheinung treten, hier ausgelöst durch eine okzipitale Einklemmung basaler Kleinhirnstrukturen oder durch funktionelle Vertebralisstenosierungen [3].

12.6 Pathophysiologische Relevanz des apikalen Spinalkanals

Besondere Beachtung verdienen die anatomischen Raumverhältnisse im apikalen Spinalkanal. Hier erweitert sich nämlich der interossäre Raum als Zisterna magna von der Axis bis zum Foramen magnum um das Fünffache [1]. Subokzipital besteht gewissermaßen ein breites liquorgefülltes Auffangbecken für verschiedenartige raumfordernde Prozesse. Das macht verständlich, weshalb Krankheitsprozesse im okzipitozervikalen Bereich sich längerfristig ohne Kompressionseffekte auf nervale oder vaskuläre Strukturen entwickeln können, d. h. initial symptomlos bleiben.

Auch schwere Destruktionen können symptomlos bleiben

Auch schwere Destruktionen im apikalen HWS-Bereich können symptomlos bleiben. So führte nach eigenen Beobachtungen eine Hypernephrommetastase des 2. HWS trotz einer ausgedehnten Destruktion des Axiskörpers und des Dens axis über einen längeren Zeitraum lediglich zu lokalen Schmerzen und einer entlastenden Zwangshaltung des Kopfes. Später kam es zu einem hohen spinalen Transversalsyndrom. Schwindelbeschwerden traten nicht auf (Abb. 12.2 nach [3]). Immer wieder verwundert es, daß selbst schwerste Verletzungen im apikalen HWS-Bereich wie Dens-Frakturen oder eine „hangman-fracture" (Fraktur der Axiswirbelbögen) bisweilen ohne nennenswerte klinische Symptomatik, auch ohne zervikovaskuläre Störungen, zur Beobachtung kommen (Abb. 12.3 nach [3]). Festgehalten werden darf, daß auch und vor allem die anatomischen Strukturverhältnisse im apikalen HWS-Bereich verständlich machen, warum selbst ausgedehnte Deformierungen in dieser

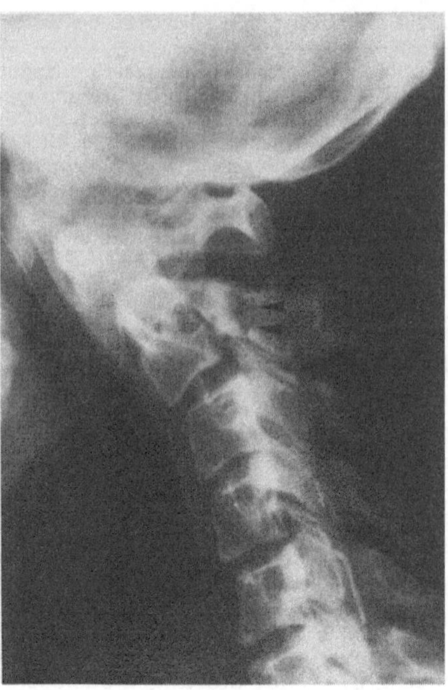

Abb. 12.3. Fraktur der Axis-Wirbelbögen („hang-man-fracture"). N.B.: *Kein* „zervikaler Schwindel" (nach [3])

Region oftmals auffällig symptomarm sind und dieserhalb nicht selten übersehen werden. Auch und insbesondere zervikale Schwindelerscheinungen können bei hier lokalisierten HWS-Erkrankungen völlig fehlen.

12.7 Vertebronervaler Schwindel

Pathogenese und Klinik des beschriebenen vertebrovaskulären Schwindels sind weitgehend unstrittig. Eine anhaltend kontroverse Diskussion betrifft hingegen die Schwindelbeschwerden, die durch Störungen der somatosensiblen Afferenzen aus dem Kopfgelenksbereich, also aus Occiput, Atlas und Axis, ausgelöst werden. Von manchen Autoren [5, 8, 10] wird der Begriff des zervikogenen Schwindels ausschließlich auf diese funktionell-nervalen Störungen begrenzt.

Zervikogener Schwindel wird auf diese funktionell-nervalen Störungen begrenzt

12.8 Im HWS-Bereich störbare nervale Strukturen (Tabelle 12.2)

Wie Tabelle 12.2 zeigen soll, können im oberen HWS-Bereich sehr verschiedenartige nervale Elemente von Schädigungen betroffen werden. Diese bestimmen sehr unterschiedliche neurologische Reiz- und Ausfallsyndrome.

Für den zervikogenen Schwindel hat unter den potentiell störbaren nervalen Strukturen ein neuronales Rezeptorenfeld in der Kopfgelenksregion eine zentrale Bedeutung erlangt. Hierunter wird ein enges Geflecht von Proprio-

Tabelle 12.2. Potentiell störbare nervale Strukturen im oberen HWS-Bereich

- Obere Zervikalwurzeln
- Ganglion cervicale superius (Grenzstrang)
- Rückenmark
- Kaudale Hirnnerven (Nc. spinalis n. trigemini)
- Dura mater spinalis
- Neuronales Rezeptorenfeld (in Muskelspindeln, Sehnen, Gelenkkapseln)

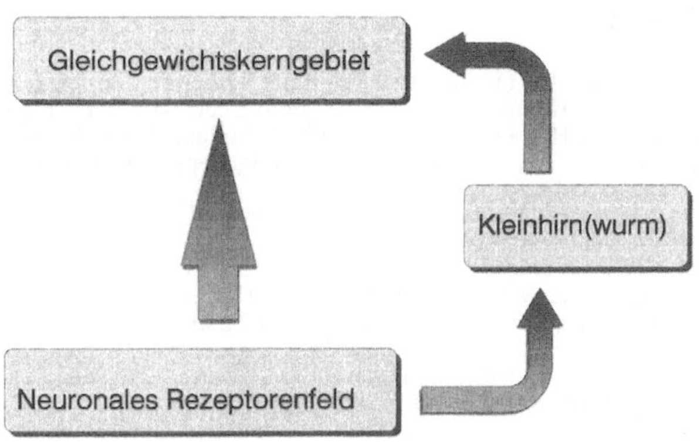

Abb. 12.4. Afferenzen vom neuronalen Rezeptorenfeld zum Gleichgewichtssystem

und Nozizeptoren in den dort befindlichen Gelenkkapseln, Muskelspindeln und Sehnen verstanden. Postuliert wird die Existenz dieses nervalen Rezeptorenfeldes aufgrund neuroanatomischer Studien bei Tieren [6] sowie von allerdings nicht unumstrittenen neurophysiologischen und nystagmographischen Befunden [5]. Wesentlich beigetragen haben ferner die klinischen Erfahrungen der manuellen Medizin [10].

12.9 Afferentationsstörungen aus dem neuronalen Rezeptorenfeld (Abb. 12.4)

Angenommen wird nun, daß von diesem zervikalen Rezeptorenfeld regulierende Afferenzen entweder direkt zum Gleichgewichtskerngebiet oder indirekt über Hirnstamm und Kleinhirn laufen. Der zervikogene Schwindel (vertebronervaler Schwindel) läßt sich dann als eine Afferentationsstörung aus dem nervalen Rezeptorenfeld interpretieren. So gesehen kann dieses Rezeptorenfeld als ein zusätzliches Sinnesorgan der Gleichgewichtsregulation verstanden werden.

Ohne Zweifel hat das Konzept der zervikalen Afferentationsstörung für die pathogenetische Deutung des zervikalen Schwindels große Bedeutung erlangt. Es darf aber nicht vergessen werden, daß dabei wesentliche Fragen bislang offen geblieben sind. Neben einem immer noch bestehenden Mangel an völlig verläßlichen klinischen Nachweismethoden [7] stellen auch manche klinischen Beobachtungen die pathogenetische Relevanz des zervikalen Rezeptorenfeldes in Frage. So bleibt auffällig, daß ausgedehnte destruierende Prozesse (tumoröse oder entzündliche) im apikalen HWS-Bereich nicht selten das Symptom eines zervikonervalen Schwindels vermissen lassen – siehe das Beispiel der beschriebenen Hypernephrommetastase bei C2 –, obwohl unterstellt werden darf, daß es dabei auch zu einer erheblichen Läsion des neuralen Rezeptorenfeldes gekommen sein muß. Schwere knöcherne Verletzungen der Axis-Atlas-Region können ebenfalls ohne Schwindelbeschwerden zur Beobachtung kommen (z. B. Dens-Jefferson – oder Hang-man-Frakturen). Am häufigsten diskutiert werden zervikale Afferentationsstörungen als Ursache von Schwindel wohl nach einem sogenannten Schleudertrauma oder von manuell-medizinischer Seite bei den verschiedenartigsten funktionellen Blockierungen der apikalen Bewegungssegmente. Doch gerade hierbei muß eine breite Palette anderer Kausalfaktoren in Erwägung gezogen werden. Diese reichen insbesondere beim posttraumatischen Schwindel von unmittelbaren vestibulären Läsionen (Canalolithiasis, Ausfall des Vestibularorgans) [4] über fortgeleitete Zerr- und Kompressionseffekte auf den Hirnstamm bis hin zu rein psychisch oder persönlichkeitsbedingten Beschwerdebildern. So bleibt der zervikale Schwindel auch heute noch ein weites multidisziplinäres Aufgabenfeld.

Zervikale Afferenzstörungen nach einem sogenannten Schleudertrauma

Literatur

1. Delank HW (1978) Neurologische Symptomatik der Tumoren. In: Meinecke FW (Hrsg) Pathologie und Klinik der Oczipito-Zervikalregion. Hippokrates-Verlag, Stuttgart
2. Delank HW (1994) Neurologie, 7. Auflage. Enke, Stuttgart
3. Delank HW, Heuser L (1995) Bildgebende Diagnostik in der Neurologie. Enke, Stuttgart
4. Hamann KF (1997) Posttraumatischer Schwindel und physikalische Rehabilitation. Nervenheilkunde 16:90–92
5. Hülse M (1983) Die zervikalen Gleichgewichtsstörungen. Springer, Berlin
6. Neuhuber WL, Bankoul S (1992) Der Halsteil des Gleichgewichtsapparates – Verbindung zervikaler Rezeptoren zu vestibularis Kernen. Manuelle Medizin 30:35–39
7. Scherer H (1997) Zervikale Gleichgewichtsstörungen. Nervenheilkunde 16:93–97
8. Seifert K (1990) Zur Differentialdiagnose und Therapie des vertebragenen Schwindels. Laryngol Rhinol Otol 69:394
9. Töndury G (1970) Angewandte und topographische Anatomie, 4. Aufl. Thieme, Stuttgart
10. Wolff HD (1988) Die Sonderstellung des Kopfgelenkbereiches. Springer, Berlin

Herzangst und Schwindel

E. Most

KAPITEL 13

Herzangst und Schwindel

E. Most

13.1 Einleitung

Auf den ersten Blick hin scheint zwischen Herzangst und Schwindel nur ein lockerer Bezug zu bestehen. In der alltäglichen Praxis kann jedoch immer wieder beobachtet werden, wie sich Angst auf das Herz projiziert mit entsprechenden Beschwerden oder umgekehrt Herzsymptome Auslöser von Angst sind. Konsekutive Änderungen in der Balance des neuro-vegetativen Nervensystems bewirken Kreislaufregulationsstörungen, die u.a. Schwindel bis hin zu Synkopen bewirken können.

Bevor auf die spezielle Thematik eingegangen wird, soll die Frage beleuchtet werden, wie gerade das Herz als zwar kompliziertes, aber letztlich mechanisches, Pumporgan zum Zentrum emotional-seelischer Vorgänge wurde.

13.2 Das Herz als universelles Symbol und Organ

Sprachlich soll sich das Wort Herz vom griechischen Kardia und dem lateinischen Cor ableiten, letztere entwickelten sich aus dem Sanskrit-Begriff Kurd, das Schwingen und Springen wie auch Zittern und Zagen bedeutet und somit Bewegung und Emotionen beinhaltet.

Woher stammt das Herzsymbol?

Woher das Herzsymbol stammt, das eine andere Form als das anatomische Herz besitzt, ist unklar. Möglicherweise ist es ein Abbild des Efeublattes, das in frühen Mythologien als Sinnbild der Lebensgrünkraft und der Unsterblichkeit galt [10].

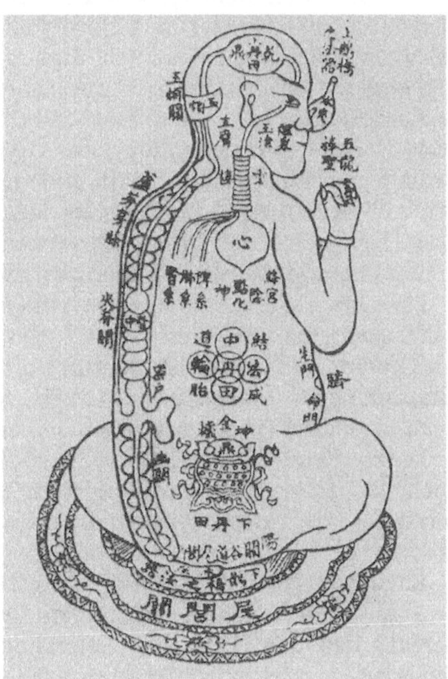

Abb. 13.1. Altchinesische Vorstellung vom Herzen: Motor des Sehens und Denkens

398 44 [32]. PHILOLAOS

44 [32]. PHILOLAOS

A. LEBEN, APOPHTHEGMA, SCHRIFTEN UND LEHRE

LEBEN

13 [B. 159]. Theol. Arithm. p. 25, 17 de Falco καὶ τέσσαρες ἀρχαὶ τοῦ ζώιου τοῦ λογικοῦ, ὥσπερ καὶ Φ. ἐν τῶι Περὶ φύσεως λέγει, ἐγκέφαλος, καρδία, ὀμφαλός, αἰδοῖον· 'κεφαλὰ μὲν νόου, καρδία δὲ ψυχᾶς καὶ αἰσθήσιος, ὀμφαλὸς δὲ ῥιζώσιος καὶ ἀναφύσιος τοῦ πρώτου, αἰδοῖον δὲ σπέρματος [καὶ] καταβολᾶς τε καὶ γεννήσιος. ἐγκέφαλος δὲ ⟨σαμαίνει⟩ τὰν ἀνθρώπω ἀρχάν, καρδία δὲ τὰν ζώου, ὀμφαλὸς δὲ τὰν φυτοῦ, αἰδοῖον δὲ τὰν ξυναπάντων· πάντα γὰρ ἀπὸ σπέρματος καὶ θάλλοντι καὶ βλαστάνοντι.'

13. *Vier Prinzipien gibt es bei dem vernunftbegabten Geschöpfe: Gehirn, Herz, Nabel und Schamglied.* Kopf (Gehirn) *ist das Prinzip* des Verstandes, Herz das der Seele und Empfindung, Nabel das des Anwurzelns und Emporwachsens des Embryo, Schamglied das der Samenentleerung und Zeugung. Das Gehirn aber ⟨*bezeichnet*⟩ das Prinzip des Menschen, das Herz das des Tieres, der Nabel das der Pflanze, das Schamglied das aller zusammen, denn alles blüht und wächst aus Samen heraus.

Abb. 13.2. Originaltext von Philolaos über das Herz

Schon in den alten chinesischen, ägyptischen und mykenischen Kulturen hatte das Herz eine herausragende Bedeutung. Gehirn und Augen standen in direkter Beziehung zum Herzen, um auch im geistigen Sinne sehen zu können (Abb. 13.1). Im altägyptischen Ritus wurde das Herzgewicht gegenüber dem Wahrheitssymbol aufgewogen.

Herz als Sitz der Seele und Empfindung

Der Pythagoras-Schüler Philolaos (etwa 440 v. Chr.) beschrieb als einer der ersten das Herz als Sitz der Seele und Empfindung (Abb. 13.2) und soll seine Form dem menschlichen Antlitz zugeordnet haben [15]. Platon (427–347 v. Chr.) wies dem Herzen als „Verknüpfungsorgan der Adern und Quelle des durch alle Glieder mit Heftigkeit umgetriebenen Blutes“ die sterbliche Seele mit den edlen Gefühlen und rationaler Wächterfunktion zu, während der andere Teil der Seele in der Leber lokalisiertes Zentrum der sinnlichen Begierden war [16]. Aristoteles (384–322 v. Chr.) lehnte diese Zweiteilung ab: „Das Herz ist die Vollendung des Organismus. Deshalb muß im Herzen das Prinzip der Empfindungskraft und des Ernährungsvermögens der Seele liegen“. Er bezeichnete die Seele als Steuermann und das Herz als Steuerruder. Das Herz hatte bei ihm androgynen Charakter und veranschaulichte das männliche und weibliche Lebensprinzip als Ganzheit [10].

Lebenszentrum und Wesenskern

Für den Alchemisten und Mystiker Paracelsus (1493–1541) war das Herz Lebenszentrum und Wesenskern: „Das Hertze ist die Sonne im Microcosmos. Im Centro des Hertzen aber wohnt die rechte Seele, der Athem Gottes“. Diese alte, aus dem Makrokosmos abgeleitete Sonnen-Herz-Symbolik trifft man auch in bildlichen Darstellungen seiner Zeit.

Durch René Descartes (1596–1650) wurde das Herz unter dem Einfluß auch von Harvey entmythologisiert. Sitz der Seele wurde das Gehirn (Epiphyse) – eine Auffassung, die unserem naturwissenschaftlichen Denken nahekommt [2].

Emanuel Kant (1724–1804) als Vertreter des transzendentalen Idealismus und Autor der „Kritik der reinen Vernunft“ kommt zu dem unerwarteten Schluß, daß das Herz dem Verstande die Vorschrift zu geben habe. Allerdings weist er einschränkend auf die Ambivalenz des Herzens bezüglich des

Guten und Bösen hin [6]. Tugendhaftigkeit muß durch eine Revolution in der Gesinnung des Menschen bewirkt werden: „und er kann ein neuer Mensch nur durch Art Wiedergeburt, gleich als durch eine neue Schöpfung und Änderung des Herzens werden" [6].

„Im Herzen steckt der Mensch, nicht im Kopf"

Arthur Schopenhauer (1788–1866), als pessimistisch und sarkastischer Philosoph bekannt, äußerte: „Im Herzen steckt der Mensch, nicht im Kopf" und weiter „Die Philosophie muß, so gut wie Kunst und Poesie, ihre Quelle in der anschaulichen Auffassung der Welt haben: auch darf es dabei, so sehr auch der Kopf oben zu bleiben hat, doch nicht so kaltblütig hergehen, daß nicht am Ende der ganze Mensch, mit Herz und Kopf, zur Aktion käme und durch und durch erschüttert würde" [21].

Friedrich Nietzsche (1844–1900), in vielen Punkten seines Denkens widersprüchlich, erklärt in seinem Werk „Menschliches Allzumenschliches": „Es ist sehr viel Freude noch den Menschen vorbehalten.... Wenn Herz und Kopf so nah beieinander zu wohnen gelernt haben, wie sie jetzt doch einander ferne stehen. Daß sie sich nicht mehr so ferne stehen wie ursprünglich, ist beim Blick auf den ganzen Gang der Menschheit ziemlich ersichtlich; und der einzelne, der ein Leben innerer Arbeit zu überschauen hat, wird mit stolzer Freude sich der überwundenen Entfernung, der erreichten Annäherung bewußt werden, um daraufhin noch größere Hoffnungen wagen zu dürfen" [12]. Im Antichristen heißt es polemisch: „Das Reich Gottes ist nichts, das man erwartet; es hat kein Gestern und kein Übermorgen, es kommt nicht in tausend Jahren – es ist eine Erfahrung an einem Herzen; es ist überall da, es ist nirgends da" [13].

Die Bedeutung in den christlichen Religionen

Die Bedeutung des Herzens in den christlichen Religionen ist aus den Bibeltexten bekannt. Aus dem Herzen können sowohl böse Gedanken und Handlungen wie auch Glauben, Hoffnung und Liebe entspringen (Abb. 13.3).

Dichtung und Kunst widmen sich ebenfalls dem Herzsymbol. Beispielhaft wird auf Johann Wolfgang von Goethe (1749–1832) verwiesen, der der Stimme des Herzens den Primat über Ratio und Intellekt einräumte. Wer dem

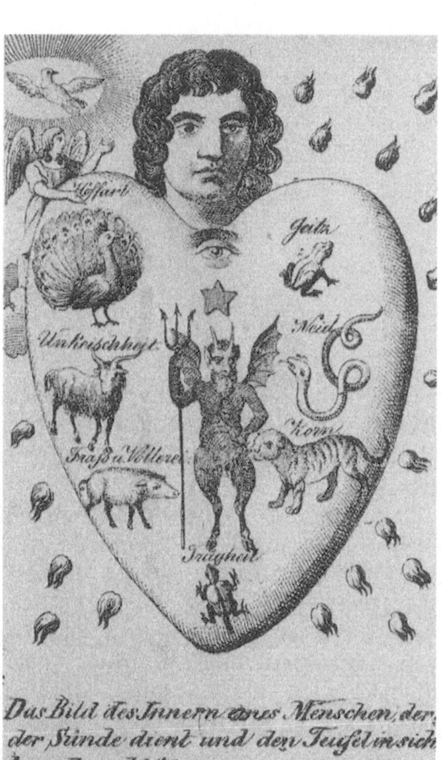

Abb. 13.3. Kupferstich von Johannes Goßner (*1773) über das sündige Herz

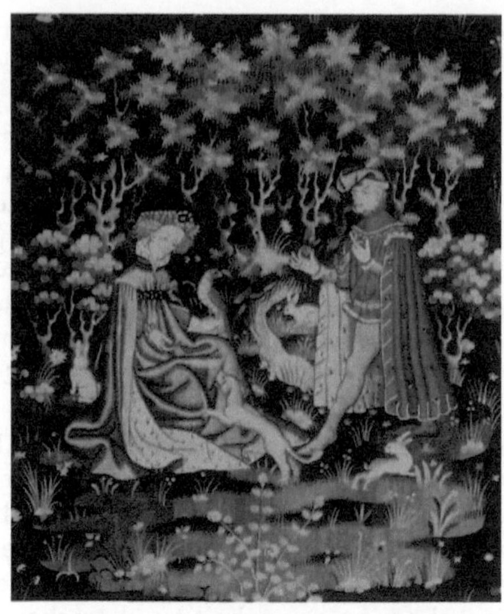

Abb. 13.4. Wandteppich mit dichterischem Motiv des Minnesangs

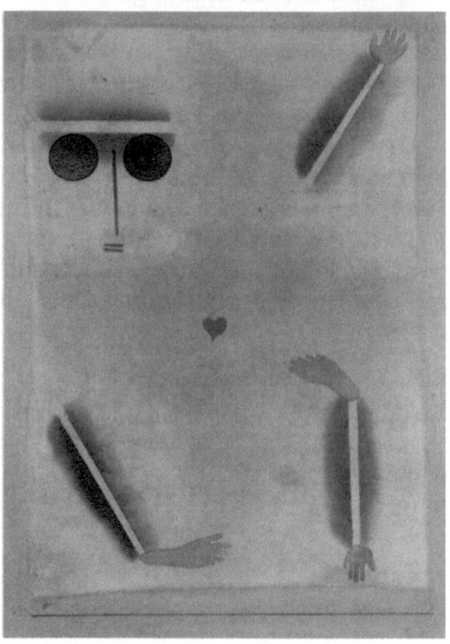

Abb. 13.5. Paul Klee 1930: Hat Kopf, Hand, Fuß und Herz

Herzen folgt, genießt eine himmlische Empfindung, wer es mißachtet, wird depressiv und körperlich krank [11]. Goethe sagt: „Nur wenn das Herz erschlossen, dann ist die Erde schön. Du standest so verdrossen, und wußtest nicht zu sehen".

Das Herz ist nicht nur dichterisches, sondern auch künstlerisches Motiv. Dies soll an einem Wandteppich verdeutlicht werden (Abb. 13.4), wie auch an dem Bild von Paul Klee (1879–1940) mit dem Titel: „Hat Kopf, Hand, Fuß und Herz" (Abb. 13.5).

Herzensangst und Hasenherz

Damit wird übergeleitet zu den vielen, bis heute im Volksmund üblichen Sprachallegorien über das Herz. Begrifflich gibt es ein breites Spektrum von Herzensangst und Hasenherz über Herzenslust, Herzensbildung bis zum tapferen Herzen, das Herz in die Hand nehmen und schließlich herzhaft essen. In einem alten Volkslied heißt es: „Willst du dein Herz mir schenken, so fang es heimlich an, daß unser beider Denken niemand erraten kann. Die Liebe muß uns beiden allzeit verschwiegen sein, drum schließ' die größten Freuden im innersten Herzen ein".

An diesen Beispielen wird gezeigt, daß das Herz nicht nur Quelle der physischen Lebenskraft, sondern auch Zentrum seelischer, geistiger und emotionaler Regungen ist. Somit werden die Projektionsängste auf das Herz besser verständlich.

Projektionsängste auf das Herz

13.3 Angst – Herzangst

Das Erleben der Angst gehört zum Wesen des Menschen. Meisterhaft wurde dies von E. Munch künstlerisch umgesetzt (Abb. 13.6). Definitionsgemäß handelt es sich bei der Angst um einen Gefühlszustand oder -affekt, der einer unbestimmten Lebensbedrohung entspricht. Jeder von uns kennt Angstempfindungen. Meist handelt es sich um eine objekt- oder situationsbezogene Realangst (Furcht), die uns befähigt, sich so zu verhalten, daß die Gefahr überwunden oder ihr ausgewichen wird (Kampf/Flucht). Hierbei können Aufmerksamkeit, Wachheit, intellektuelle und motorische Leistungsbereitschaft aktiviert werden. Bei der krankhaften Angst werden diese Funktionen paralysiert, ein Gefühl der Ohnmacht und des Ausgeliefertseins breitet sich aus, das sich zu Panik, extremer psychomotorischer Bewegung oder Stupor und Apathie ausweiten kann (z. B. Todstellreflex). Hierbei sind die Disposition zur Angst und die Intensität des Erlebens als individuelle Persönlichkeitsfaktoren zu berücksichtigen.

Jeder kennt Angstempfindungen

Die vegetativ-somatischen Korrelate sind bei normaler und krankhafter Angst qualitativ die gleichen. Wird ein Patient mit normaler Angst symptomatisch, ist er ebenso behandlungspflichtig wie ein Patient mit krankhaften Ängsten z. B. als Symptom aller Grundformen psychiatrischer Erkrankungen.

Um 1855 beschrieb der Internist W. Stokes [22] erstmalig ein Krankheitsbild, das wir heute einer Herzneurose zuordnen würden: „Der Patient bekam öfters Paroxysmen von schneller und heftiger Herzbewegung, sie war jedoch weder unregelmäßig noch intermittierend; dabei stellten sich heftige Präcordialangst und Beklemmung ein, mit einem peinlichen Gefühl des herannahenden Todes. Die Dauer des Anfalls war unbestimmt; in der freien Zeit waren keine Symptome von einem Herzleiden vorhanden, Herzschlag und Töne waren ganz normal. Dieser Mann litt nicht an Einbildung; er war kräftig gebaut, hatte die Erde umsegelt und die Beschwerden der Reise ohne Nachteil

Herzneurose

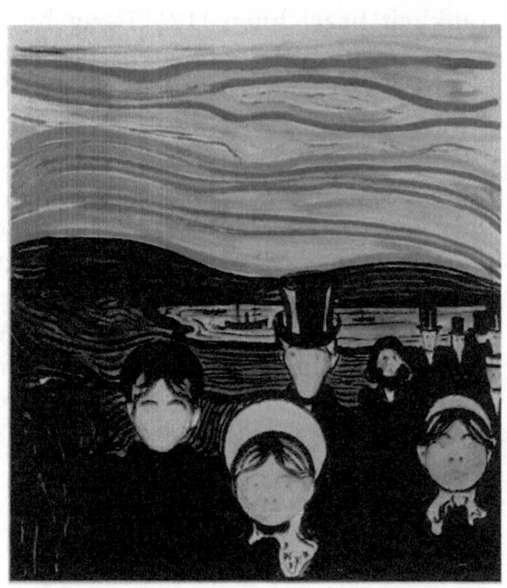

Abb. 13.6. Edvard Munch 1896: Angstgefühl

Nervöses Herzklopfen

ertragen". Der Wiener Kliniker Oppolzer beschrieb 1867 ein Krankheitsbild „Hypercinesis cordis": „Das nervöse Herzklopfen tritt stets nur anfallsweise auf. Das Gesicht der betreffenden Kranken drückt Angst und Unruhe aus, sie klagen über ein Gefühl von Beklemmung und Druck auf der Brust, über Schwindel und Anwandlung zur Ohnmacht, wozu sich in der Tat auch manchmal eine wirkliche Ohnmacht gesellt. Der Anfall des nervösen Herzklopfens dauert entweder bloß einige Minuten, oder aber er dauert länger, ja selbst einige Stunden. Derselbe hört plötzlich auf, oder die einzelnen Beschwerden nehmen allmählich in ihrer Intensität ab" [14]. Selbst Freud erlebte eine Herzneurose und glaubte, an einer Myocarditis erkrankt zu sein und bald am Herzschlag zu sterben. Erst später gab er die Diagnose Myokarditis auf und bezeichnete das Leiden als Angstneurose [18]. Freud hat sich immer wieder mit dem Phänomen der Angst beschäftigt. Auf die von ihm entworfenen psychoanalytischen Aspekte kann nicht eingegangen werden. Wurde Angst von ihm zunächst als sekundäres Phänomen aufgefaßt, sah er später in der Angst ein primäres, psychisches Geschehen.

Bei der Unschärfe der Definitionen sollte die von Freud definierte Angstneurose heute von der Herzneurose-Phobie getrennt werden, die ein funktionelles kardiovaskuläres Syndrom darstellt (Synonyma: Herz-Kreislauf-Neurose, neurozirkulatorische Asthenie, psychogene Herz-Kreislauf-Störung, Dacosta-Syndrom, Effort-Syndrom, vegetative Dystonie u.a.). Die Herzneurose-Phobie ist ganz eindeutig auf das Herz fixiert, als Angst vor dem Versagen der Herzfunktion, während bei der Angstneurose Beschwerden aus verschiedenen Organsystemen auftreten. Für die Herzneurose gilt, daß ihr eine Entstehungsgeschichte zugrundeliegt, die aus einer inadäquaten Konfliktbewältigung resultiert. Davon wird die Herzphobie abgegrenzt, bei der ein somatisches Entgegenkommen im Sinne einer Sympathikotonie eine wichtige Rolle spielt. Dabei gibt es Reaktionsgegebenheiten, die durch körperliche oder psychische Bedingungen ausgelöst und von intensiver Angst begleitet werden [20]. Ehlers et al. entwickelten ein psychophysiologisches Modell der Angst, das interne oder externe Stressoren, individuelle Prädispositionen und situative Faktoren beinhaltet [3]. Wegen der schwierigen und komplexen Problemstellung wird auf die Ausführungen in diesen Arbeiten verwiesen.

Herzphobie

Heute soll die Diagnose einer Herzneurose-Phobie erst dann gestellt werden, wenn folgende Bedingungen erfüllt sind: Der Patient ist herzgesund. Er klagt über eine Vielzahl kardiovaskulärer Beschwerden. Es besteht eine phobische Aufmerksamkeitsfokusierung auf das Herzgeschehen mit quälender Angst, am Herz sterben zu müssen (das Herz setzt aus, ich bekomme einen Herzinfarkt) [1]. Nach H.E. Richter müßte man dieses Leiden als Sterbeangstkrankheit bezeichnen [18]. Bezeichnend ist die Tatsache, daß körperlich gesunde Angstkranke sich mehr vor einem Herzinfarkt fürchten als Menschen, die einen Herzinfarkt erlitten haben.

Richter und Beckmann [19] unterschieden zwei Persönlichkeitstypen. A-Typen, die ihre Ängste ungeschützt erleben und ausdrücken; sie neigen zu hilflos anklammerndem Verhalten. B-Typen versuchen dagegen, ihre Ängste und Unsicherheiten zu verleugnen und ihre Angstbereitschaft zu kompensieren, indem sie sich immer wieder neu bewähren müssen. Sie sind in der Regulation ihres Selbstwertgefühls hochgradig störanfällig bzw. gefährdet.

Selbstverstärkungsmechanismen sind nicht ungewöhnlich

Selbstverstärkungsmechanismen (Angst durch Angst) sind nicht ungewöhnlich, wenn z. B. Extrasystolen mit oder ohne anfängliche Begleitangst kognitiv-emotional als bedrohlich interpretiert werden und somit die Angst verstärken, die ihrerseits wiederum die Körpersymptome verschlimmert.

Tabelle 13.1. Symptome bei Herzangst (nach [8])

Anfallsartige Beschwerden	93%	Trennungsängste	65%
Innere Unruhe	93%	Schwindelgefühle	63%
Niedergedrückte Stimmung	85%	Schlafstörungen	63%
Herzschmerzen	82%	Magen-Darm-Beschwerden	63%
Mattigkeit	82%	Furcht, herzkrank zu sein	63%
Atembeschwerden	80%	Schonungstendenz	62%
Herzklopfen	77%	Andere körperliche Beschwerden	60%
Diffuse Ängstlichkeit	72%	Furcht vor Infarkt	57%
Parästhesien	67%	Andere psychische Beschwerden	52%
Zittern	65%		

13.4 Das klinische Korrelat bei Herzangst

Infolge der engen Verknüpfung zwischen dem limbischen System und der vegetativen Kreislaufsteuerung kann durch Angst die Balance zwischen Sympathikus und Parasympathikus empfindlich gestört werden. Interessante Hinweise ergaben neurophysiologische Untersuchungen. Angst wird provoziert durch elektrische oder pharmakologische Stimulation von Strukturen des limbischen Systems. Dort vermehrt nachweisbare noradrenalinproduzierende Zellen bewirken einen erhöhten Plasmaspiegel mit entsprechenden somatischen Folgeerscheinungen [7]. Subjektiv wird über Herzklopfen (Herzstolpern, -jagen) und Herzschmerzen (Druck in der Brust, Herzverkrampfungen) geklagt. In 63 % der Fälle werden Schwindelgefühle geäußert [8] (Tabelle 13.1). Diese sind vornehmlich auf rhythmogene Veränderungen zurückzuführen. Bekannt ist, daß Herzgesunde schon spontan zu kurzfristigen tachykarden und bradykarden Herzrhythmusstörungen neigen können [5]. Im Rahmen der Herzphobie kommt es zur Steigerung der Ektopieneigung meist als paroxysmale supraventrikuläre Tachykardie bis hin zum Vorhofflimmern, selten zu gravierenden ventrikulären Herzrhythmusstörungen. Vagoton werden extreme Bradykardien (Sinusbradykardie, sinuaurikuläre Blockierungen, atrioventrikuläre Blockierungen) beobachtet.

Durch Angst kann die Balance zwischen Sympathikus und Parasympathikus empfindlich gestört werden

Herzangst kann sowohl hypertone wie auch hypotone Kreislaufregulationsstörungen induzieren, die ihrerseits zu Schwindel und kardialen Schmerzen führen. Weiterhin ist daran zu denken, daß vegetativ ausgelöste Koronarspasmen Angina pectoris und Rhythmusstörungen bewirken können (Abb. 13.7).

Herzangst kann sowohl hypertone wie auch hypotone Kreislaufregulationsstörungen induzieren

Abgetrennt hiervon sollen einige Herzerkrankungen angesprochen werden, die durch Angsteinwirkung Schwindel hervorrufen. Hier sind das Mitralklappenprolaps-Syndrom, die hypertroph-obstruktive Kardiomyopathie und die dilatative Kardiomyopathie zu nennen. Weiterhin kommt es bei Präexzitationssyndromen unter vegetativem Einfluß zu tachykarden Herzrhythmusstörungen. Ein eigenes Problem sind Patienten nach Herztransplantation und Implantation eines Defibrillators. Die hier zu beobachtenden Herzängste erfordern meist gezielte, fachkompetente Behandlung.

13.5 Diagnostische Verfahren

Die differentialdiagnostische Abgrenzung zwischen kardial gesunden Herzneurotikern/Phobikern und organisch Herzkranken kann beträchtliche Schwierigkeiten bereiten. Wird durch das diagnostische Gespräch und die Erhebung des körperlichen Status keine Klärung herbeigeführt, sind nichtinvasive kardiologische Untersuchungsverfahren indiziert (Tabelle 13.2).

Die Elektrokardiographie in ihren unterschiedlichen Anwendungen dient der Bewertung von Herzrhythmusstörungen, aber auch der pathologischen

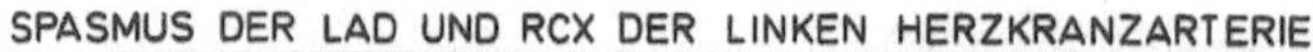

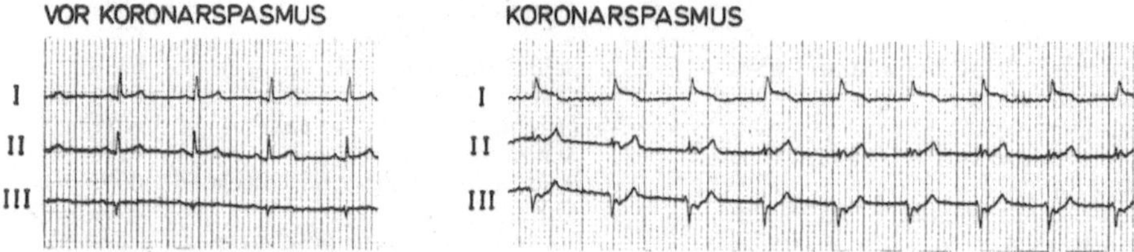

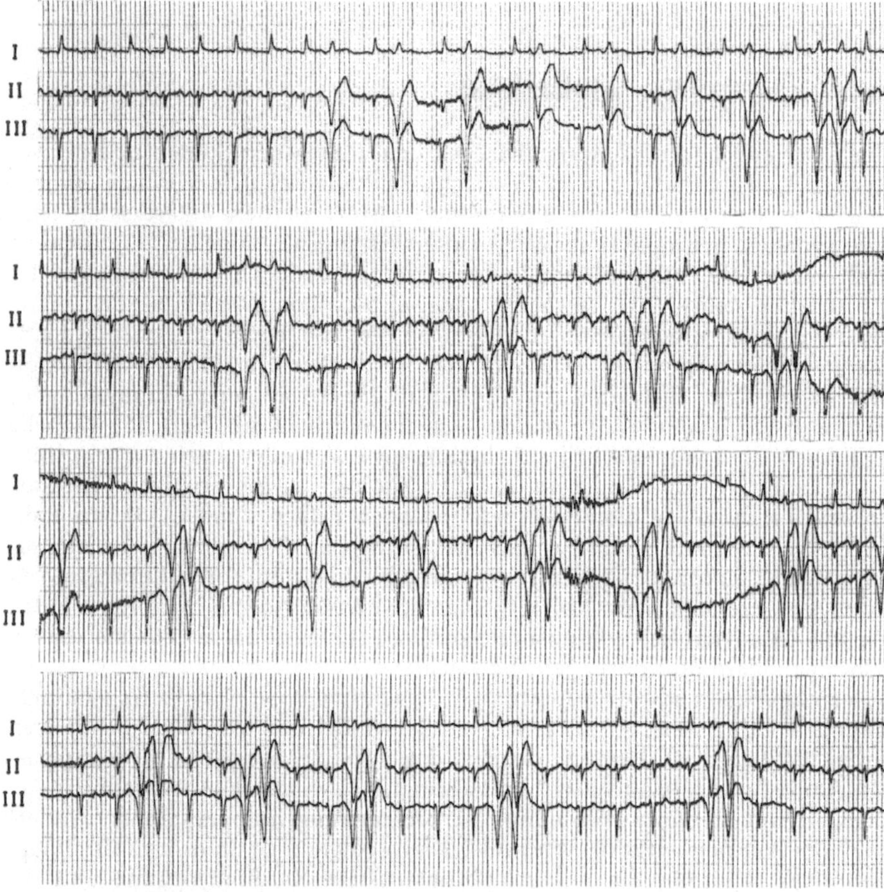

K.,W., ♂, *14.3.1938 (1982) 25 mm / sec.

Abb. 13.7. Durch angiographisch gesicherten Koronarspasmus ausgelöste ventrikuläre Herzrhythmusstörungen

Tabelle 13.2. Diagnostik bei Herzangst und Schwindel [Diagnostische Verfahren]

- Das diagnostische Gespräch
- Körperlicher Status
- Ruhe- und Belastungs-EKG
- Langzeit-EKG
- Langzeitblutdruckmessung
- Echokardiographie (Streß-)
- Kipptischuntersuchung
- Elektrosympathikogramm
- Prinzipiell keine invasive Diagnostik

Herzfrequenzvariabilität und dem Ausschluß manifester koronarer Durchblutungsstörungen. Die Langzeitblutdruckmessung hat gegenüber der Gelegenheitsmessung den Vorteil, hypertone und hypotone Regulationsstörungen in Abhängigkeit vom Tag/Nacht-Rhythmus aufzudecken. Mit der Echokardiographie ist heute eine präzise morphologische und funktionelle Diagnostik einschließlich der Analyse von Flußphänomenen des Herzens möglich. Mit der Kipptischuntersuchung lassen sich inadäquate Reaktionen der Kreislaufregulation dokumentieren. Inwieweit das Elektrosympathikogramm (ESG) in der Herzangstdiagnostik eine Rolle spielt muß noch klinisch belegt werden [4]. Prinzipiell sollte auf eine invasive Diagnostik (Herzkatheter) verzichtet werden.

Die Besprechung der Untersuchungsbefunde mit dem Patienten ist von entscheidender Bedeutung

Die Besprechung der Untersuchungsbefunde mit dem Patienten ist von entscheidender Bedeutung, damit Angst abgebaut und nicht durch Fehlinterpretation gefördert wird. Von Herzangstpatienten ist bekannt, daß sie durch permanenten Arztwechsel eine Bestätigung der von ihnen angenommenen Herzerkrankung suchen [20].

13.6 Allgemeine therapeutische Maßnahmen

Im Rahmen dieser Darstellung können nur allgemeine therapeutische Hinweise gegeben werden (Tabelle 13.3). Das therapeutische Gespräch, das zunächst vom erstbehandelnden Allgemeinarzt, Internisten oder Kardiologen geführt wird, kann zunächst versuchen, Konfliktsituationen im privaten und beruflichen Umfeld zu lösen. Sich in vertrauensvoller Atmosphäre einmal aussprechen zu können, kann für manchen Patienten hilfreich sein. Weiterhin sollte nach gründlicher somatischer Diagnostik der Patient über die Ergebnisse aufgeklärt werden, daß er körperlich gesund ist, und kein vermehrtes Krankheitsrisiko besteht. Wichtig ist auch der Hinweis auf die Überflüssigkeit von Wiederholungsuntersuchungen.

Unterstützend wirken Entspannungsverfahren

Unterstützend wirken Entspannungsverfahren, die mehr oder weniger symptomspezifisch positive Effekte auf physiologischer und psychischer Ebene hervorrufen (z. B. progressive Muskelentspannung, autogenes Training, Biofeedback-Verfahren) [17].

Die Verhaltenstherapie faßt die Herzangst als fehlangepaßtes Verhalten bzw. Erleben auf. Sie hat sehr große Erfolge in der Behandlung speziell bei Herzphobie. Verhaltensanalyse des Patienten mit nachfolgender Einstellungsänderung, d. h. psychosomatischer Betrachtungsweise des Erlebens, wie auch die Methoden der Konfrontation haben sich bewährt [3].

Psychosomatischer Betrachtungsweisen des Erlebens haben sich bewährt

Eine analytisch orientierende Psychotherapie kann als weiterer Schritt von dem fachlich geschulten und erfahrenen Arzt angewandt werden. Selten ist eine große Psychoanalyse indiziert.

Eine psychopharmakologische Behandlung sollte sehr sorgfältig und zeitlich begrenzt eingesetzt werden. Hierzu gehören die rasch anxiolytisch wirkenden

Tabelle 13.3. Therapie bei Herzangst und Schwindel [Therapeutische Maßnahmen]

1. Das therapeutische Gespräch
2. Entspannungsverfahren
3. Verhaltenstherapie
4. Psychotherapie
5. Zeitlich begrenzt Psychopharmaka
6. Antiarrhythmika nur bei Beschwerden
7. Antianginosa bei Verdacht auf vasospastische Angina
8. Antihypertensiva
9. Bewegungstherapie bei Hypotonie

Benzodiazepine [7] sowie in bestimmten Fällen Antidepressiva. Der Patient sollte auf die sich entwickelnde Abhängigkeit hingewiesen werden [20].

Von kardiologischer Seite kann in Einzelfällen eine antiarrhythmische Behandlung notwendig werden. Hier haben sich Beta-Rezeptorenblocker bewährt, die auch durch ihren zentralen Angriff eine Beruhigung bewirken können [7, 20]. Für andere Antiarrhythmika gilt eine strenge Indikationsstellung auch im Hinblick auf proarrhythmische Effekte. Bei Verdacht auf eine vasospastische Angina pectoris kann ein Behandlungsversuch mit Langzeitnitraten und Kalziumantagonisten hilfreich sein. Nur selten ist nach Anwendung psychosomatischer Therapiemethoden eine antihypertensive Behandlung erforderlich. Neben Beta-Rezeptoren-Blockern haben sich ACE-Hemmer und in neuerer Zeit Angiotensin-II-Antagonisten als sehr wirksam erwiesen. Für hypotone Regulationsstörungen haben sich letztendlich nur bewegungstherapeutische Maßnahmen bewährt [9].

Literatur

1. Denneke F-W (1976) Herzneurose. In: Praktische Psychosomatik, Jores A (Hrsg) Meyer AE, Freyberger H, von Kerekjato M, Liedtke R, Speidel H (eds) S 185, Hans Huber
2. Descartes R (1911) Leidenschaften der Seele. In: Philosophische Werke IV übersetzt. Buchenau A (ed) Artikel 31, S 17. Felix Meiner, Leipzig
3. Ehlers A, Margrat J, Schneider S (1992) Angstneurosen, Paniksyndrome und Agoraphobien. In: Verhaltenstherapeutische Psychosomatik. Meermann R, Vandereycken W (Hrsg). Schattauer, S 92
4. Götte A, Janitzki A (1995) Neue Kombinationen vom neurovegetativem und cerebralem Monitoring mit ESG und pEEG zur optimalen Analgosedierung bei Intensivpatienten. Intensivmedizin und Notfallmedizin 32 Suppl I:87
5. Kalusche D, Csapo G (1996) Erregungsbildungs- und Erregungsleitungsstörungen. In: Roskamm H, Reindell H (Hrsg) Herzkrankheiten, S 490. Springer, Berlin Heidelberg New York
6. Kant E (1920) Philosophisches Religionslehre I. Stück. In: Vorländer K (Hrsg) Sämtliche Werke Bd 4. Meiner, Leipzig
7. Klein HE, Hippius H (1983) Angst. Diagnostik und Therapie. Adam Pharma GmbH
8. Meermann R (1995) Therapie von Angsterkrankungen aus verhaltenstherapeutischer Sicht. In: Z ärztl Fortbild (ZaeF) 89:115-125
9. Most E (1992) Herz-Kreislauf-Erkrankungen. In: Stoll W, Matz DR, Most E (Hrsg) Schwindel und Gleichgewichtsstörungen. Georg Thieme, Stuttgart New York, S 263-305
10. Nager F (1993) Das Herz als Symbol. Editiones Roche, Basel
11. Nager F (1990) Der heilkundige Dichter. Goethe und die Medizin. Artemis, Zürich München, S 36
12. Nietzsche F (1954) Menschliches Allzumenschliches. 2. Bd. Der Wanderer und sein Schatten. Schlechta K (Hrsg). Karl Hanser, München, S 948, Abs 183
13. Nietzsche F (1955) Der Antichrist. 2. Bd. S 1197
14. Oppolzer J (1867) Krankheiten des Herzens. Enke, Erlangen
15. Philolaos (1951) Leben, Apophthegmata, Schriften und Lehren. In: Diels (Hrsg) Fragmente der Vorsokratiker, Weidmannsche Verlagsbuchhandlung, Berlin, Bd 1, S 398
16. Platon (1949) Timaios. In: Biblioteca oxoniensis, Bd 4, Abs 70. In: Sämtliche Werke Platons, Bd 3, übersetzt von Susemihl F, S 162, Lambert Schneider, Berlin
17. Petermann U, Hermann B, Kimm S, Reinartz H (1997) Progressive Muskelentspannung mit visueller Reizkontrolle - ein verbessertes Präventionsverfahren? In: Präv-Rehab Jahrgang 9, 3:110-116
18. Richter HE (1992) Angst als Krankheit. In: Umgang mit der Angst, S 73–85. Hoffmann und Campe
19. Richter HE, Beckmann D (1994) Herzneurose, 4. Aufl. Thieme, Stuttgart
20. Schonecke OW, Herrmann JM (1996) Funktionelle Herz-Kreislaufstörungen. In: Uexküll v Th et al. (Hrsg) Psychosomatische Medizin, S 670ff. Urban und Schwarzenberg, München Wien Baltimore
21. Schopenhauer Arthur (1947) Sämtliche Werke, Hübscher A (Hrsg) Über Philosophie und ihre Methode, § 9, S 8. Eberhard Brockhaus
22. Stokes W (1955) Die Krankheiten des Herzens und der Aorta. Stahel, Würzburg

Schwindel bei seelischen Erkrankungen

G. A. E. Rudolf

Schwindel bei seelischen Erkrankungen

G. A. E. RUDOLF

14.1 Einleitung

Schwindel ist ein Wort, das zum Alltagsvokabular eines klinischen Psychiaters gehört. Im Gespräch über die Befindlichkeit eines Patienten wird es von diesem häufig gebraucht. Es ist aber zu fragen, ob damit das Phänomen beschrieben wird, welches das Thema dieses Workshops ist.

14.2 Symptomatik

Schwindel – ein vieldeutiges Symptom

Patienten mit Schwindel beschäftigen zahlreiche medizinische Fachgebiete. Schwindel ist offensichtlich ein vieldeutiges Symptom mit zahlreichen Ursachen, das seinen Kernbereich in der Otologie hat, um den sich ein Kranz von Fächern reiht, in denen Schwindel diagnostisch wie therapeutisch ebenfalls zum Problem werden kann (Abb. 14.1). Dazu gehören auch die Psychiatrie und die Psychosomatik. Häufig ist eine interdisziplinäre Kooperation notwendig.

Natürlich können Patienten mit psychiatrischen Störungen auch unter Schwindel im otologischen Sinn leiden oder hervorgerufen durch Störungen in anderen Organbereichen (z. B. Herz-Kreislauf-Störungen, hirnorganischen Störungen, Sehstörungen, HWS-Leiden u.a.). Dieser Schwindel ist dann organisch bedingt und mit den diagnostischen Verfahren des jeweiligen Faches zu objektivieren und ggf. zu behandeln.

Wenn kein organischer Befund erhoben werden kann und man genauer hinhört oder nachfragt, meinen Patienten, wenn sie von Schwindel sprechen, häufig etwas anderes: Sie fühlen sich benommen, unsicher, matt, abgeschlagen, „haltlos", ohne feste Orientierung, sie schwanken, alles dreht sich um sie herum, es gibt keinen festen Punkt, das Leben läuft an ihnen vorbei, sie bewegen sich, sich selbst körperlich-konkret aber auch im psychosozialen Raum wahrnehmend, nicht „geerdet". Abgründe existentieller Verunsicherung tun sich dem Patienten auf. Ihm schwindelt, wenn „das ganze Dasein seinen Boden verliert" (Jaspers, 1973). Körperlich elementar wird Angst gespürt. Kierkegaard (1844) meinte in seiner Arbeit „Der Begriff der Angst": „Angst kann man vergleichen mit Schwindligsein. Derjenige, dessen Auge plötzlich in eine gähnende Tiefe hinunterschaut, der wird schwindlig".

„Angst kann man vergleichen mit Schwindligsein"

Es geht in diesem Kontext offensichtlich um Schwindel in einem weit gefaßten Sinn, um existentielle Angst mit körperlich empfundenen Begleitsym-

Abb. 14.1. Nachbarfächer der Otologie, in denen Schwindelphänomene zum diagnostischen oder therapeutischen Problem werden können

Psychiatrie		Neurologie
Psychosomatik	**Otologie**	Augenheilkunde
Innere Medizin		Orthopädie

Verlust der körperlich-seelischen „Standsicherheit"

ptomen: Also um funktionelle, organisch nicht nachweisbare Phänomene. Schwindel in diesem Sinn wird subjektiv wahrgenommen. Er ist die Empfindung gestörter psychophysischer Stabilität und Orientierung im Raum mit der Folge des Verlustes der körperlich-seelischen „Standsicherheit". Dieser Verlust, der durch zahlreiche seelische Störungen (s. auch Tabelle 14.1) bedingt sein kann, führt häufig zu einer Befindlichkeit, die von dem Patienten dann in der oben beschriebenen Weise als Schwindel bezeichnet wird. Das Wort Schwindel wird zu einer Metapher für ein Erleben, das in der Gesprächssituation für den Betroffenen offenbar nicht anders zu beschreiben ist.

14.3 Praxis

Dieses ist ein erster Aspekt des Phänomens Schwindel aus der Sicht des Psychiaters und soll ein wenig dessen Sichtweise evident werden lassen. Es soll unter praxisrelevanten Aspekten aber konkreter werden:

Beim Allgemeinarzt klagen 2–5% der Patienten über Schwindel

Epidemiologische Untersuchungen haben gezeigt, daß 10% einer Landbevölkerung und 65% der Patienten einer Allgemeinpraxis während eines Jahres vor der Befragung unter Schwindel gelitten haben (Essen-Möller 1956, Fischer 1972), 23–32% der Patienten, die wegen Schwindels eine neurologische Praxis aufsuchten, sollen einen sogenannten psychogenen Schwindel gehabt haben (Drachmann u. Hart 1972, Mummenthaler 1981). Beim Allgemeinarzt klagen 2–5% der Patienten über Schwindel (Hagnell 1966, Rubin 1976), bei HNO-Ärzten und Neurologen sollen es 2–3 mal so viele Patienten sein und 10% aller Schwindelpatienten sollen unter psychiatrischen Erkrankungen leiden (Sopko u. Bauer 1996).

Bemerkenswert ist in diesem Zusammenhang, daß der sogenannte psychogene Schwindel in Monographien und Lehrbüchern trotz dieser beeindruckenden Zahlen bisher wenig Beachtung gefunden hat. Das heißt, bisher war das wissenschaftliche Interesse für dieses Phänomen außerhalb der somatisch orientierten Forschung nicht sehr groß.

14.4 Psychogener Schwindel

Wenn kein faßbares organisches Korrelat zu finden ist, spricht man vom psychogenen Schwindel

Wenn für das, was der Patient beschreibt, kein faßbares organisches Korrelat zu finden ist, spricht man also vom psychogenen Schwindel. Der Patient käme damit in die ärztliche Zuständigkeit des Psychiaters oder Psychosomatikers, d. h. eines Arztes, der sich mit den seelisch-geistigen Störungen eines Menschen befaßt. Diese reichen von den funktionellen (neurotisch-reaktiven) Störungen über Suchterkrankungen und Psychosen bis zu den hirnorganischen Erkrankungen mit vorwiegend psychopathologischen Symptomen, z. B. den Demenzsyndromen (Tölle 1996, Rudolf 1996). Andernfalls bleibt er in Behandlung von den Ärzten derjenigen Fachgebiete, in denen ein den Schwindel möglicherweise erklärender Befund erhoben worden ist, und wird dort in der Regel auch erfolgreich behandelt.

14.5 Soziopsychologische Betrachtungsweise

Eine vorwiegend biologisch-naturwissenschaftlich orientierte Medizin sieht die Gruppe der Patienten mit sogenanntem psychogenem Schwindel immer noch als eine ätiologisch nicht abklärbare „Restkategorie" an. Sie ist ratlos, wenn kein organischer Befund erhoben wird. Aber ein Gedanke dazu: Die moderne Medizin, die das längst überholte Paradigma einer allein mechanistisch-biologischen, reduktionistischen, deterministischen und/oder dualistischen Sichtweise im Sinne von Newton und Descartes überwindet, wird z. B. auch ein besseres Verständnis für chronisch therapieresistente organische Störungen gewinnen können, wenn sie psychosoziale Aspekte menschlichen Handelns und Verhaltens in ihr Denken integriert, wenn sie also auch psychosozial orientiert ist.

Integrierung psychosozialer Aspekte menschlichen Handelns und Verhaltens in das Denken

In der biomedizinischen Detail- und Grundlagenforschung spielen derartige Überlegungen natürlich keine Rolle. Sie sollten aber im Rahmen der Umsetzung von wissenschaftlichen Forschungsergebnissen in die individuelle Behandlungspraxis eingehen. Patienten sind bekanntlich nicht nur biologisch faßbare Wesen, sondern in ihrem Lebensraum agierende, reagierende, sich selbst wahrnehmende und reflektierende Personen. Das biomedizinische Modell vom Menschen allein greift, um die Komplexität menschlichen, auch pathologischen menschlichen Verhaltens verstehen zu können, zu kurz. Durch Berücksichtigung klinischer Forschungsergebnisse der psychosozial orientierten Arbeitsbereiche erweitert sich jedoch der Verstehenshorizont und das sich daraus entwickelnde Spektrum von Behandlungsmöglichkeiten erheblich, so daß auch Schwindelphänomene ohne erkennbare organische Ursachen als Symptome einer Erkrankung angesehen werden können. Zweifelsfrei handelt es sich bei diesen Störungen dann aber um seelische Erkrankungen.

Patienten sind bekanntlich nicht nur biologisch faßbare Wesen

Mit diesen Gedanken soll keineswegs eine neue, gegen die biomedizinische Sicht- und Handlungsweise gerichtete Position vertreten werden. Im Gegenteil: Auf der Basis biomedizinischer Forschung ist fast unvorstellbar viel für den Patienten erreicht worden. Noch mehr könnte gewonnen werden, wenn die soziopsychologische Betrachtungsweise darüber hinaus Platz fände, also integriert würde. Grundsätzlich wäre zudem anzumerken, daß die moderne Psychiatrie, wenn sie alle Aspekte der Forschung berücksichtigt, davon ausgeht, daß Seelisches mit hirnorganischen Prozessen in einem engen, wie auch immer gearteten, Zusammenhang steht. Das ungelöste Problem ist bis heute darin zu sehen, daß eine möglicherweise gegebene Parallelität von hirnorganischen Prozessen und geistig-seelischem Leben und Erleben noch nicht hinreichend konkret nachzuweisen ist. Erste Ergebnisse der neurobiologischen Forschung lassen für eine sehr weite Zukunft erahnen, daß die hier angedeuteten Fragen in filigraner Forschungsarbeit vielleicht einmal einer Lösung nähergebracht werden können.

Soziopsychologische Betrachtungsweise

Die moderne Psychiatrie als Ganzes, sicherlich nicht immer einzelne ihrer Repräsentanten, versucht dem sogenannten biopsychosozialen Modell vom Menschen gerecht zu werden. Das gilt sowohl für die Forschung wie für die Anwendung der Forschungsergebnisse im praktisch-ärztlichen Handeln. Ihr Spektrum reicht von der biologischen Grundlagenforschung über die Psychopharmakotherapie und andere somatische Behandlungsverfahren bis zur Psycho- und Soziotherapie.

Die moderne Psychiatrie versucht dem sog. biopsychosozialen Modell gerecht zu werden

Vor diesem Hintergrund wird vielleicht verständlich, warum bisher von „sogenanntem" psychogenem Schwindel gesprochen wurde. Begriffe wie „psychogen" oder „somatogen" passen vor dem Hintergrund einer sich an der modernen Wissenschaft vom Menschen orientierenden Medizin, aber auch im allgemeinen modernen wissenschaftstheoretischen Kontext, nicht mehr in das den Kenntnisstand wiedergebende Vokabular. Sie sind überholt und sollten möglichst nicht mehr verwendet werden.

Zurück zur Praxis: Wie die oben referierten Daten über die Häufigkeit sog. psychogenen Schwindels andeuten, ist dieser aber ein Problem in der Sprechstunde. Dabei geht es um die Frage, wo und wie ein Patient mit Schwindelerscheinungen, für die es keine hinreichenden organischen Befunde gibt, behandelt werden kann. Das mag verschiedene Gründe haben:

Einmal ist es schwierig, den sog. psychogenen Schwindel von dem abzugrenzen, für den somatische Korrelate bestehen, der also eine organische Ur-

Frustrationen bei Arzt und Patient, wenn sich weder diagnostische noch therapeutische Erfolge einstellen

Der Patient versteht Medizin als Körpermedizin

sache hat. Und mancher Arzt wird bei gleichbleibenden Klagen seines Patienten immer wieder nach möglichen organischen Ursachen suchen. Darüber vergeht viel Zeit. Es entstehen Frustrationen bei Arzt wie Patient, wenn sich weder diagnostische noch therapeutische Erfolge einstellen.

Hat der Untersucher den Verdacht oder ist er sich sogar sicher, daß es sich um einen nicht körperlich begründbaren Schwindel handelt, wird es oft zu einem Problem, den Patienten davon zu überzeugen, daß neben erkennbaren organischen Ursachen auch funktionelle, sich im Psychischen abspielende Prozesse zu Schwindelerscheinungen führen können. Der Patient versteht Medizin in der Regel als „Körpermedizin"; er sucht die Ursachen daher in der Regel im Kopf, dort wo er den Schwindel zuerst wahrzunehmen meint. Er geht also zuerst zum HNO-Arzt oder vielleicht zum Neurologen. Oft ist ein Patient nur schwer davon zu überzeugen, daß auch ein Psychiater oder Psychosomatiker ihm helfen könnte. Das Wort „psychisch" oder Psychiatrie provozieren bei vielen Patienten zuweilen immer noch allein Gedanken an Verrücktsein, Geisteskrankheit, Diskriminiertsein, Entmündigung u.a. Um solchen Vorbehalten, Vorurteilen und Befürchtungen seines Patienten in adäquater Weise begegnen zu können, braucht ein Arzt Kenntnisse von dem, was die moderne Psychiatrie positiv für seinen Patienten zu leisten vermag: Überzeugungskraft und Geduld. Nicht selten ist auch dann kaum zu erreichen, daß ein Patient eine psychiatrische oder psychosomatische Sprechstunde aufsucht.

Wie aber ist eine differentialdiagnostische Trennung des organisch bedingten Schwindels von dem sog. psychogenen Schwindel möglich?

Wie aber ist eine differentialdiagnostische Trennung des organisch bedingten Schwindels von dem sogenannten psychogenen Schwindel möglich?

Nach allgemein-körperlicher Untersuchung und otoneurologischer Befunderhebung ohne relevante Ergebnisse sprechen folgende im Untersuchungsgespräch und in der Anamneseerhebung angestellte Beobachtungen für das Vorliegen eines sogenannten psychogenen Schwindels:

- Unbestimmte, ungenaue Beschreibung des Schwindels
- Wechselnde Angaben über Art, Schwere und Dauer des Schwindels
- Flüchtigkeit der Schwindelerscheinungen
- Drehschwindel ohne Spontannystagmus
- Dauerschwindel ohne Nachweis einer Ataxie oder Hirnnervenstörung, da eine Schädigung labyrinthärer Funktionen zentral kompensiert wird
- Berichte über vorangegangene psychische Störungen, Verhaltensauffälligkeiten oder eindeutige psychopathologische Symptome (Angst, innere Unruhe, emotionale Spannung u.a.).

14.6 Psychopathologische Symptome

Die psychopathologischen Symptome können auf seelische Erkrankungen (Tabelle 14.1) hinweisen, in deren Kontext auch Schwindel auftreten kann.

Zu Anfang ist bereits darauf hingewiesen worden, daß bei der Manifestation von Angst, aus welchen Gründen und bei welchen Krankheitsbildern auch immer sie auftritt, von Schwindel in einem weitgefaßten Sinn berichtet wird. Dieser besteht aber neben zahlreichen anderen Beschwerden, die es zu finden gilt. Am Beispiel der Angst als einem zentralen psychopathologischen Phänomen kann deutlich erkannt werden (Abb. 14.2), wie sich neben einer nahezu unüberschaubaren Zahl von körperlich-funktionellen Symptomen auch Schwindel manifestieren kann.

Bei vielen psychiatrischen Störungen können, wie bereits gesagt, neben den für das jeweilige Krankheitsbild typischen Symptomen aus bewußten oder unbewußten Gründen heraus Angstgefühle auftreten. Der dann wahrgenommene Schwindel hat keine organische Ursache im engeren Sinn und ist

Tabelle 14.1. Über Schwindel wird häufig bei folgenden psychiatrischen Störungen (nach ICD-10) geklagt

F0	**Organische einschließlich symptomatischer Störungen**
F00	Demenz bei Alzheimer-Erkrankung
F01	Vaskulärer Demenz
F02	Demenz bei andernorts klassifizierten Erkrankungen
F05	Delir, nicht durch Alkohol oder psychotrope Substanzen bedingt
F06	Andere psychische Störungen aufgrund einer Schädigung oder Funktionseinschränkung des Gehirns oder einer körperlichen Erkrankung
F07	Persönlichkeits- und Verhaltensstörung aufgrund einer Erkrankung, Schädigung oder Funktionsstörung des Gehirns
F1	**Psychische und Verhaltensstörung durch psychotrope Substanzen**
F2	**Schizophrenie, schizotype und wahnhafte Störungen**
F3	**Affektive Störungen**
F31	Bipolare affektive Störung (manisch-depressive Erkrankung)
F32	Depressive Episode
F33	Rezidivierende depressive Störungen (periodische Depressionen)
F34	Anhaltende affektive Störungen (Dysthymie, chronische depressive Neurose)
F4	**Neurotische, Belastungs- und somatoforme Störungen**
F40	Phobische Störungen (Agoraphobie, soziale Phobie)
F41	Andere Angststörungen (Panikstörung, generalisierte Angststörung)
F42	Zwangsstörungen
F43	Reaktionen auf schwere Belastungen und Anpassungsstörungen (akute Belastungsreaktion, posttraumatische Belastungsstörung)
F44	Dissoziative Störungen (Konversionsstörungen)
F45	Somatoforme Störungen
F5	**Verhaltensstörungen mit körperlichen Störungen und Faktoren**
F50	Eßstörungen
F55	Mißbrauch von Substanzen, die keine Abhängigkeit hervorrufen

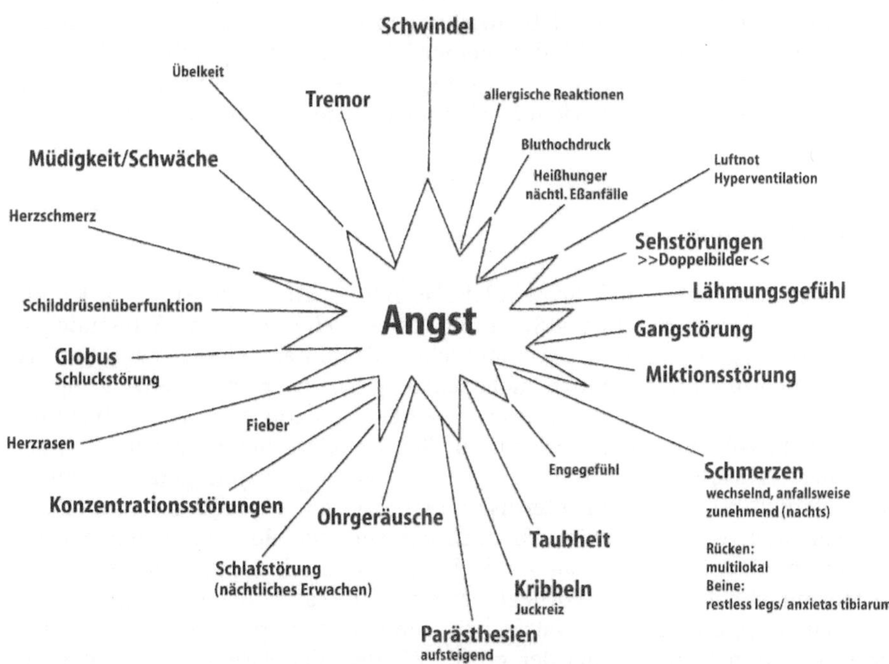

Abb. 14.2. Schwindel als ein Symptom neben zahlreichen körperlich-funktionellen Störungen (nach Kütemeyer und Schultz-Venrath 1996)

als leibnah empfundenes Phänomen der diffus oder unmittelbar erlebten allgemeinen existentiellen Verunsicherung anzusehen. Der Schwindel ist also erlebnisreaktiver Natur. Das gilt einerseits für Neurosen und Psychosen, aber auch für einen Teil der hirnorganisch bedingten Erkrankungen, dann näm-

Der Schwindel ist also erlebnisreaktiver Natur

Die Patienten sind in der Regel behandlungsmotiviert

lich, wenn der Kranke seine Störung registriert und die Bedrohung seiner normalen Existenz angstvoll erlebt. Die Patienten sind in der Regel behandlungsmotiviert.

Dann aber können natürlich auch bei den erkennbar hirnorganisch bedingten Erkrankungen, zu denken ist insbesondere an die hirninvolutiven Prozesse, durch Veränderungen im otoneurologischen Bereich Schwindelerscheinungen hervorgerufen werden. Bei psychisch Kranken in erheblich reduzierter körperlicher Verfassung, z. B. im Verlauf einer Anorexia nervosa oder anderer mit dem Verfall körperlicher Kräfte einhergehender seelischer Störungen, sind kreislaufbedingte Schwindelerscheinungen nicht selten. Mit der erfolgreichen Behandlung der zugrundeliegenden Störung treten Angst und Schwindelerscheinungen in den Hintergrund.

der Patient ist sich der psychischen Genese seiner Beschwerden nicht bewußt

Anders dagegen bei den sogenannten dissoziativen Störungen und den somatoformen Störungen. Hier ist der Patient fest davon überzeugt, daß er organisch begründet unter Schwindel leidet. Er ist sich der psychischen Genese seiner Beschwerden nicht bewußt, reagiert abwehrend auf alternative Interpretationen und Erklärungsmodelle der Krankheitsgenese und läßt sich kaum davon überzeugen, daß psychotherapeutische Maßnahmen hilfreich sein könnten. Bei diesen Störungen handelt es sich aber zweifelsfrei um Erkrankungen, die im weitesten Sinn psychoreaktiver Natur sind und selbst mit den modernsten biomedizinischen Untersuchungsverfahren nicht objektiviert werden können. Ihre Behandlung gestaltet sich auch für den Psychiater und Psychotherapeuten außerordentlich schwierig.

Neuroleptika oder Antidepressiva haben Nebenwirkungen

Nicht zu vernachlässigen ist aber auch ein sehr konkretes und häufiges Problem während der Behandlung mit Psychopharmaka. Bis heute ist man beim Einsatz von Neuroleptika oder Antidepressiva oft noch auf Medikamente angewiesen, die neben der erwünschten Wirkung sog. (z. B. anticholinerge und antihistaminerge) Nebenwirkungen haben, die u.a. zu Benommenheit, Müdigkeit, einem Gefühl allgemeiner körperlicher Abgeschlagenheit und „Schwindel" führen können. Gleichzeitig können sie Orthostasesymptome verursachen, die ihrerseits wieder Schwindelerscheinungen hervorrufen können.

14.7 Zusammenfassung

Schwindel kann letztlich nur im interdisziplinären Kontext adäquat diagnostiziert und behandelt werden

Zusammengefaßt zeigt sich Schwindel also bei vielen psychiatrischen Krankheitsbildern als ein mögliches Symptom unter vielen anderen. Schwindel im Zusammenhang mit diesen psychiatrischen Krankheitsbildern zu sehen, ist für den Nichtpsychiater jedoch nicht leicht. Deshalb erscheint eine Kooperation aller mit Schwindelphänomenen befaßten medizinischen Fachgebiete unumgänglich, will man den Verdacht auf Schwindelerscheinungen im Rahmen seelischer Erkrankungen bestätigt sehen. Der sog. psychogene Schwindel kann letztlich nur in einem interdisziplinären Kontext adäquat diagnostiziert und behandelt werden. Stellt sich nach eingehender, über die eigenen Fachgrenzen hinausgehender Diagnostik heraus, daß eine psychiatrische oder psychosomatische Störung vorliegt, ist eine wirksame Behandlung möglich. Hier haben dann die psychiatrischen somato- wie psychotherapeutischen Verfahren ihren Platz, die bei der großen Gruppe der Patienten, die unter sogenanntem psychogenen Schwindel leiden, erfolgreich eingesetzt werden können (Rudolf, 1996, Tölle, 1996).

Literatur

1. Drachmann DA, Hart CW (1972) An approach to the dizzy patient. Neurology 22:323–334
2. Essen-Möller E (1956) Individual traits and morbidity in a swedish rural population. Acta psychiat neurol Scand Suppl 100
3. Fischer PA (1972) Schwindel: Neurologische Aspekte. Dtsch Ärztebl 69:2533–2537
4. Hagnell O (1966) A prospective study of the incedence of mental disorder. Scandinavian Univ Books, Stockholm
5. Jaspers K (1973) Allgemeine Psychopathologie (9. unveränderte Aufl.). Springer, Berlin Heidelberg New York
6. Kierkegaard S (1844) Der Begriff der Angst. Rowohlt, Reinbek (Rowohlts Klassiker der Literatur und der Wissenschaft. Philosophie der Neuzeit, Bd 1)
7. Kütemeyer M, Schultz-Venrath U (1996) Neurologie. In: Uexküll Th von, Adler RH (Hrsg) Psychosomatische Medizin (5. Aufl). Urban und Schwarzenberg, München Wien Baltimore
8. Mummenthaler M (1981) Der neurologische Patient und der Schwindel. In: Karbowsky K (Hrsg) Der Schwindel aus interdisziplinärer Sicht. Springer, Berlin Heidelberg New York
9. Rubin W (1996) Evaluation and treatment of dizziness. Modern Treatment 6:504
10. Rudolf GAE (1996) Therapieschemata Psychiatrie (3. Aufl). Urban und Schwarzenberg, München Wien Baltimore
11. Sopko J, Bauer HH (1996) HNO-Heilkunde. In: Uexküll Th von, Adler RH (Hrsg) Psychosomatische Medizin (5. Aufl). Urban und Schwarzenberg, München Wien Baltimore
12. Tölle R (1996) Psychiatrie (11. Aufl). Springer, Berlin Heidelberg New York

Sachverzeichnis

A

B

C

D